JN097585

# ヨーガ奥義書

身体、呼吸、瞑想、
そして人間の究極・・

成瀬雅春

ヨーガ人生60年集大成

BAB JAPAN

# はじめに

「免許皆伝」「虎の巻」「奥義書」など、奥義を示した書物は、本当に奥義が示されているのでしょうか？　それ以前に「奥義」は文章にできるのだろうかという疑問もあります。さらにその前に「奥義って何？」という疑問から考えましょう。

朝鮮半島出身の空手家で、中村日出夫という人は、「垂木切り」という技で知られています。素手で材木を切断する技だけれど、材木が折られたのではなく、切られたように滑らかな切り口なのです。素手で材木を折って、断面が滑らかなどということは、普通は考えられません。「垂木切り」は目撃証人も数多くいるし、動画もあるので、嘘ではないです。

中村日出夫氏は２０１３年1月に99歳で逝去しました。それ以後、中村氏の「垂木切り」と同じレベルの技を持った人は現れていないです。まさに、奥義を極めたと言えるのではないでしょうか。

専門家によると「大きな力を持った物体が高速で貫通したときの現象で、本来人間が出せるスピードではない」とのことです。つまり、中村日出夫氏の出す手刀は、とてつもない超高速スピードだということになるのです。

超人的なスピードで手刀を繰り出せる技はまさに「奥義」といえるものです。この技の内容を文章にすることができれば「奥義書」になるでしょう。しかしおそらく難しいと思います。「本来人間が出せるスピードではない」ことを、人間が技として実践するための説明をすることは、おそらく不可能です。

とはいっても実際にその技術を成し遂げている人が現実にいるので、説明はできなくても実践することは不可能とは言えないです。少なくとも「奥義」というのは、そのレベルの内容のものだと思います。ほとんどの人は到達できないけれど、ごくまれに会得する人が現れる、という技法が「奥義」ということです。

だからこそ、ほとんどの人は「奥義書」を見ても理解できず、奥義をつかめないのです。「奥義書」に何かが書かれてあったとしても、ほぼ奥義を極めるレベルの人が見なければ、さっぱり判らないはずです。

免許皆伝の虎の巻を入手した修行者が、喜んで中を見ると、何も書いてなくてがっかりした、という笑い話があります。免許皆伝レベルになれば、虎の巻に何も書いてなくても、十分に奥義を得ることが出来るということです。

わたしは長年ヨーガを実践してきて、奥義と呼べるレベルの技術を得てきました。フリダヤスタンバ・ムドラー（心臓の鼓動をコントロールする技法）、アーカーシャガマナ（空中浮揚）、ツンモ（体温を自在にコントロールする技法）、ルンゴム（空中歩行）、シャクティチャーラニー・ムドラー（クンダリニー覚醒技法）などです。

これらの技法は、師から伝授されたものではなく、自分自身で見出してきました。その理由は、これらの技法を得ている師と出会わなかったからです。わたし自身は「奥義は師から得るのではなく、自分自身の内奥から見出すものである」と考えています。これまで、呼吸法や瞑想を含め、ヨーガのあらゆる技法は、自分の内奥から見出してきました。

どんなに優れた技術でも、師から教わったものを練習していたのでは、師と同じレベルには至らないし、師を超えることもできないです。奥義と言えるほどの技術は、自分自身の技術力で得るしか、方法はないのです。

とはいえ、奥義を会得するためのヒントは、いくらあってもいいと思います。

わたしが得てきた、奥義と言える技術は、わたし自身のなかでは、詳細に説明がつきます。それを、どこまで文章化できるかは未知数です。しかし、いろいろな分野で奥義を得ようと努力している人の助けになるように、文章にしてみることにしました。本書に書かれた文章を読んでも判らないかも知れません。その場合は、わたしの文章力の足りなさだと理解してください。

ただし、表面的には理解できなくても、読んだことによって深い部分では理解できていると思います。それがクオリティアップにつながり、レベルアップの底力になります。その意味で「奥義」を得るための役に立つことは間違いありません。ヨーガも含め、あらゆる芸術やスポーツなどの実践者にとって、役に立つヒントが数多く見いだせると思います。本書の内容を活用して、有意義な人生を謳歌してもらえれば幸いです。

２０２４年1月

成瀬雅春

## ・目次・

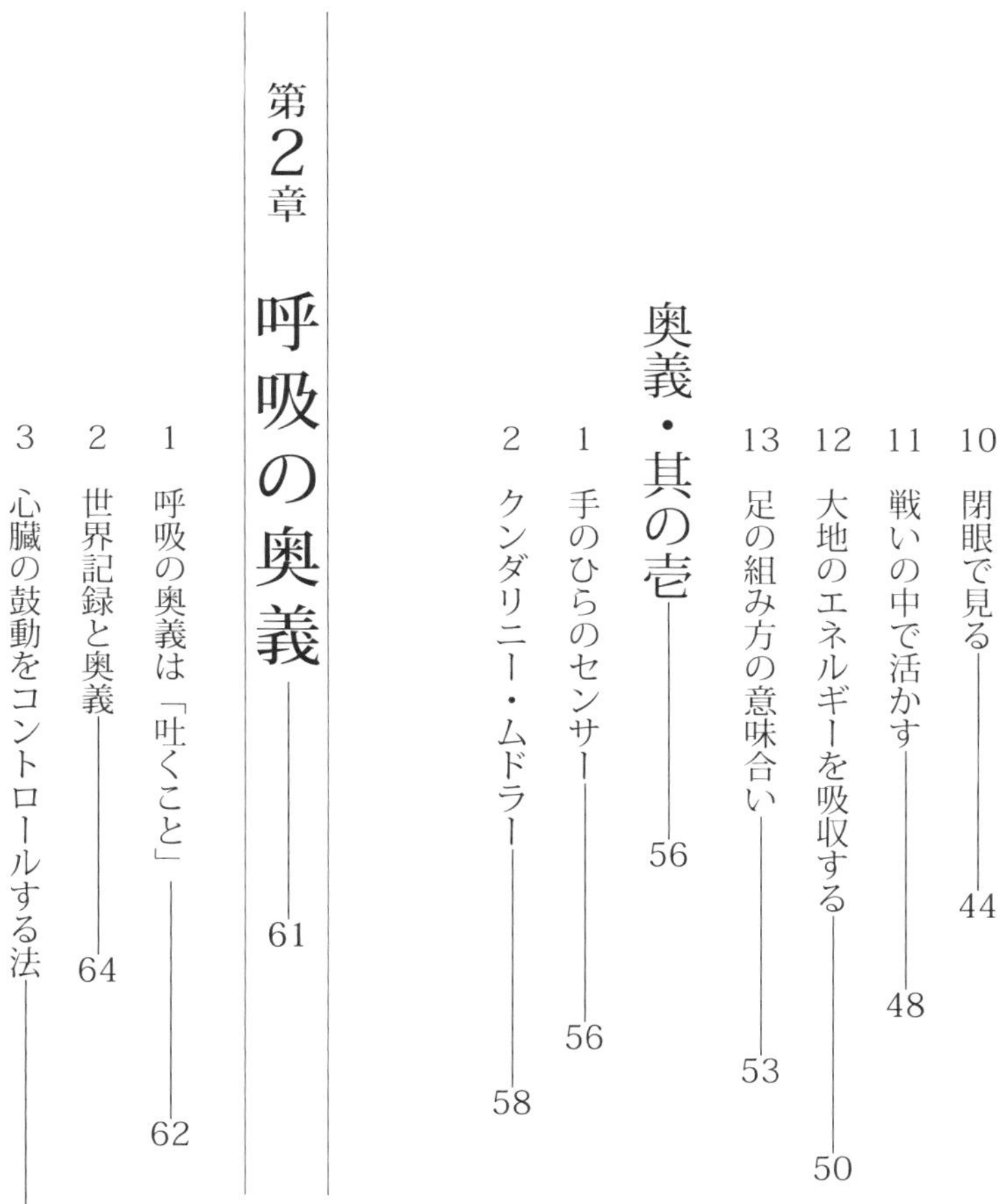

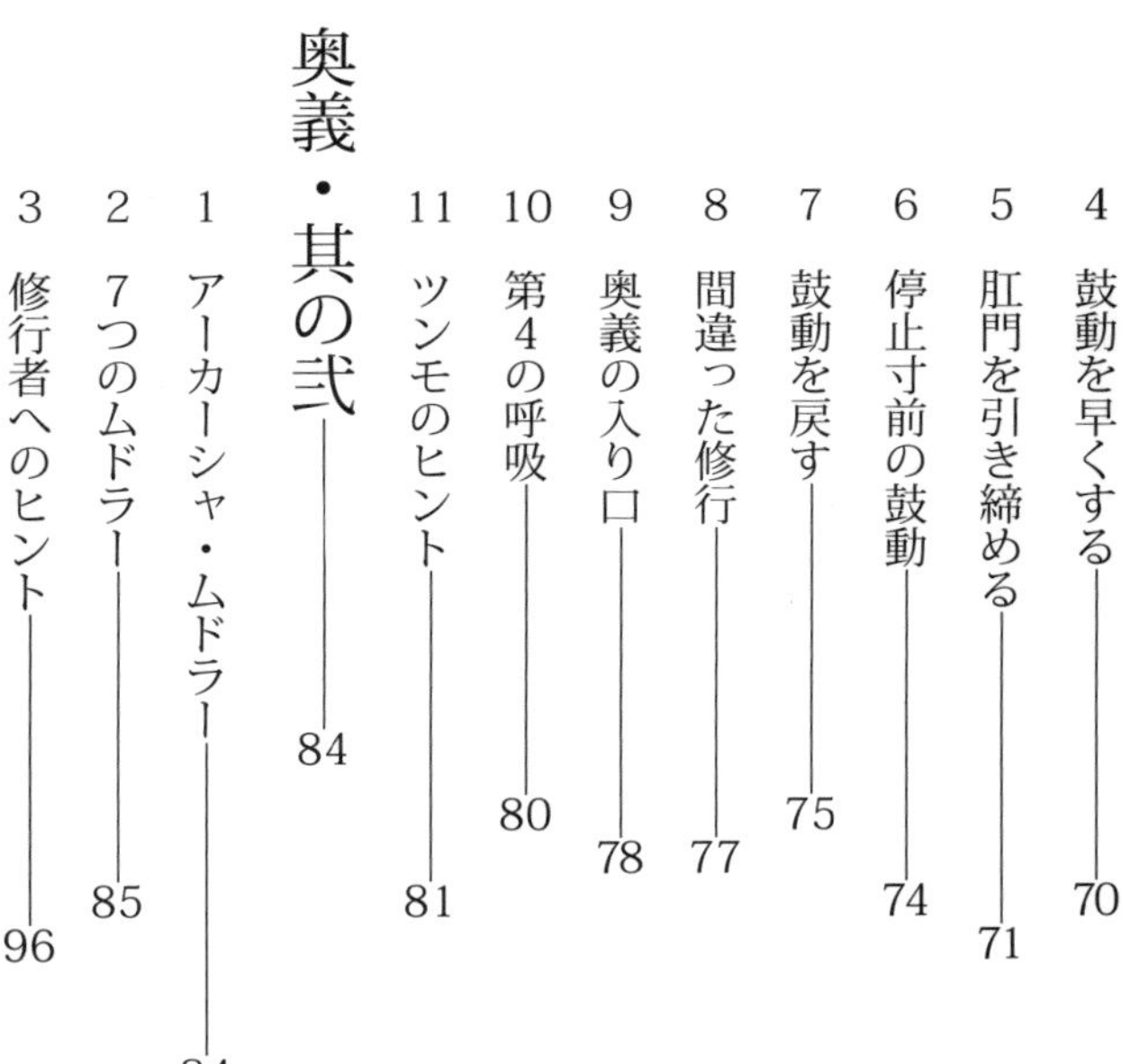



## 奥義・其の弐――84

# 第3章 瞑想の奥義——101

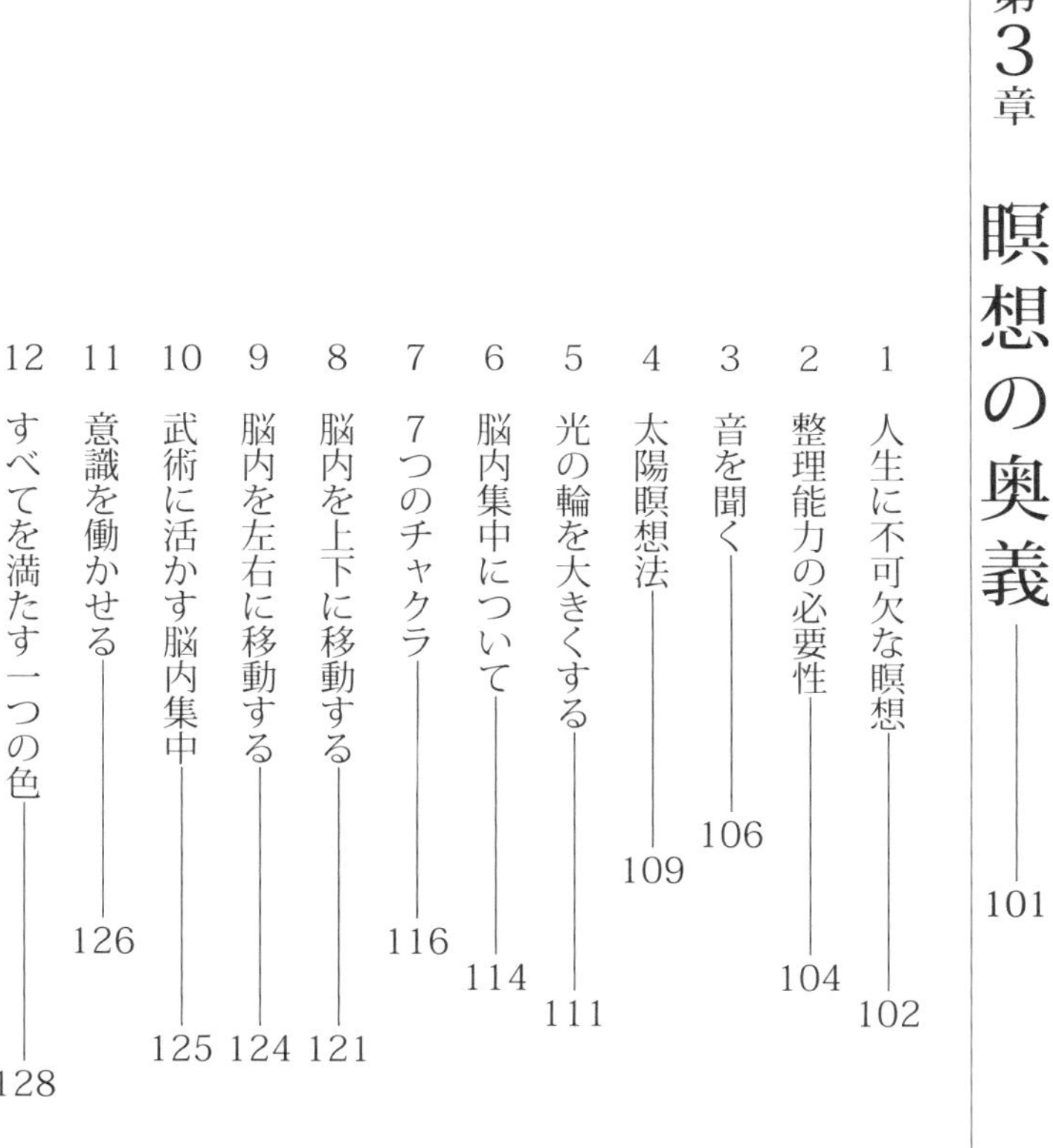

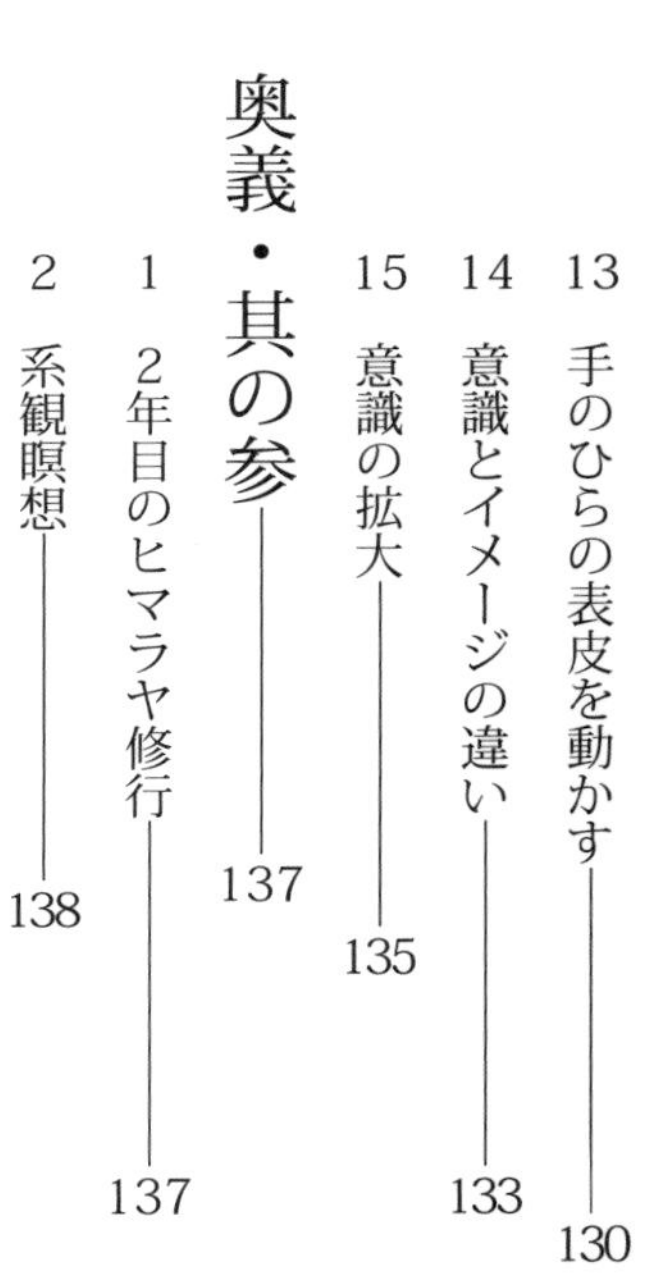



## 奥義・其の参 —— 137



# 第4章 究極の奥義 —— 143

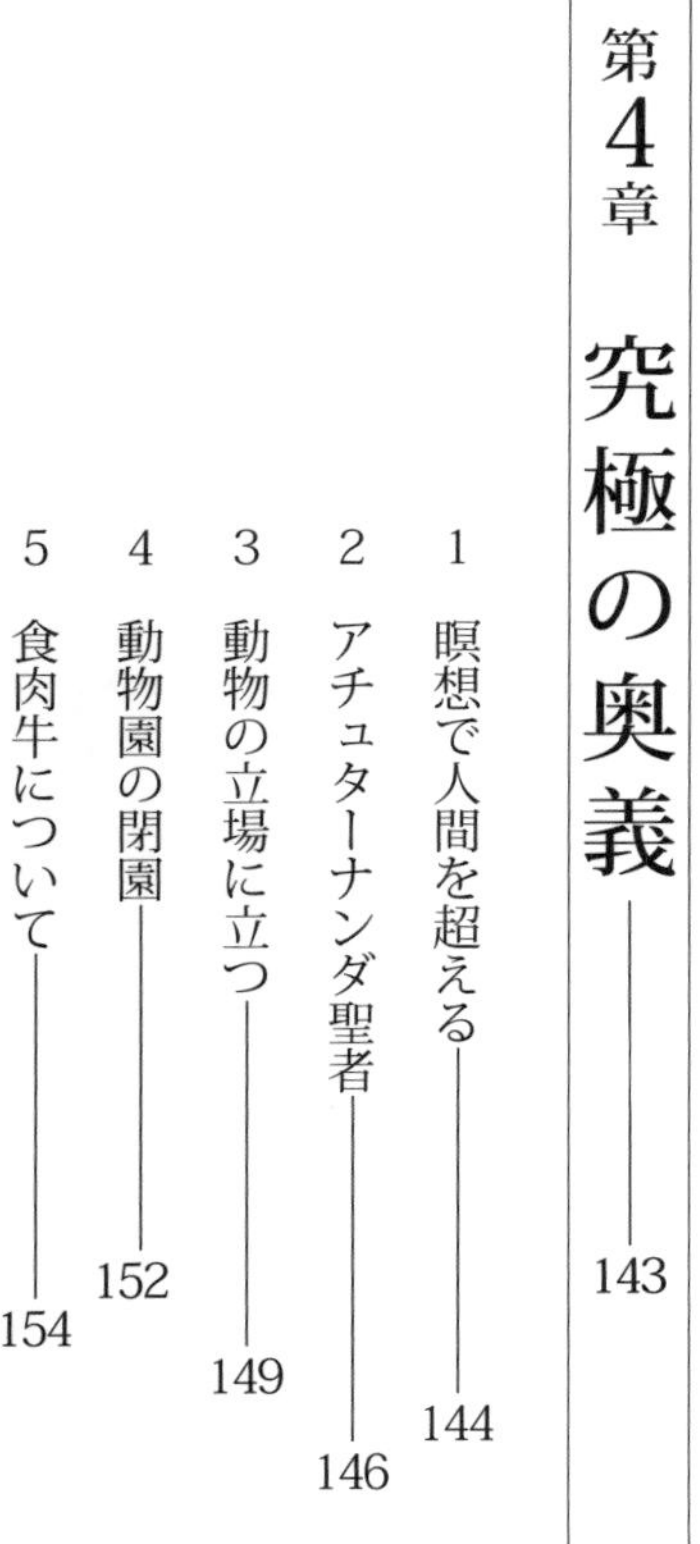

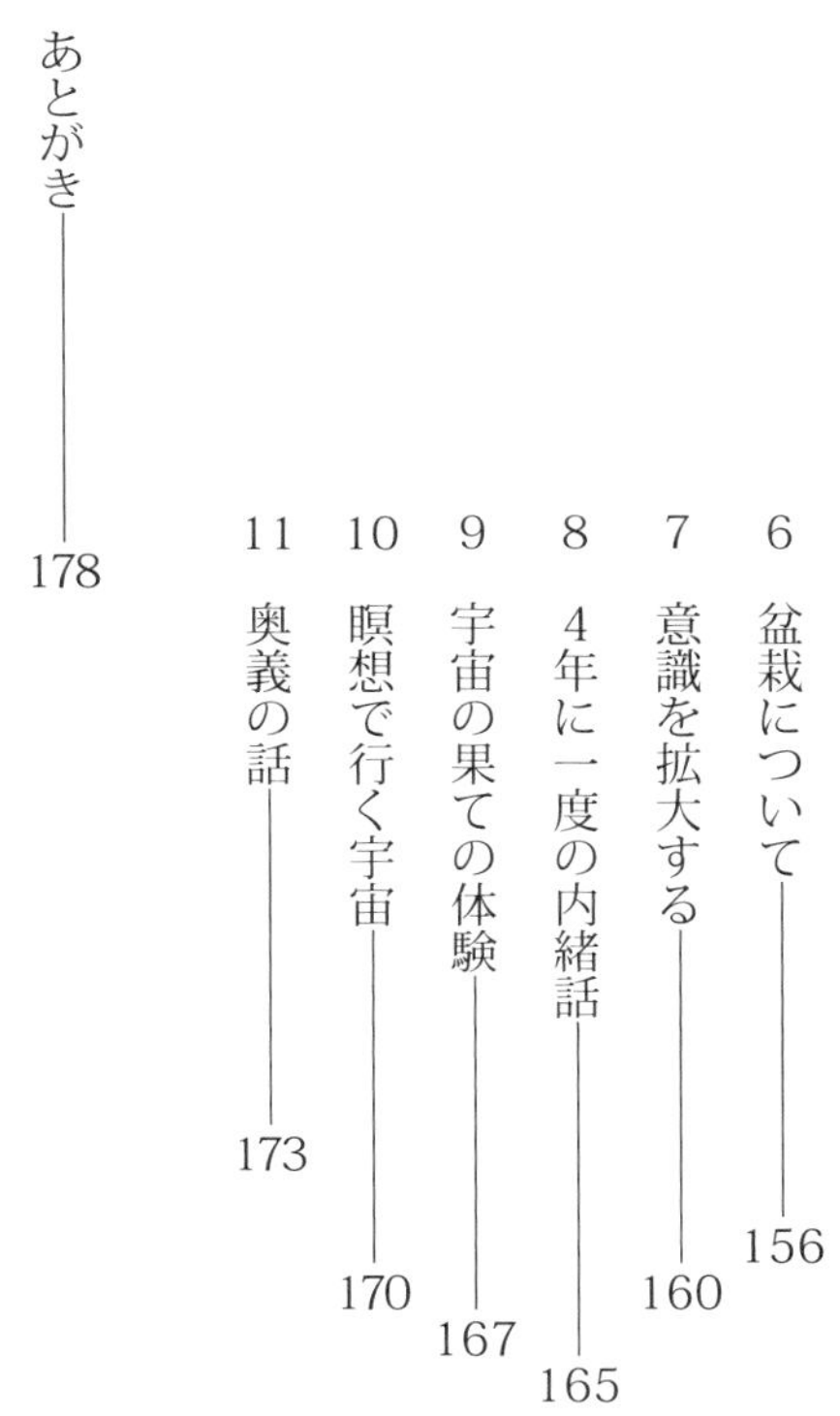

第1章

# 身体の奥義

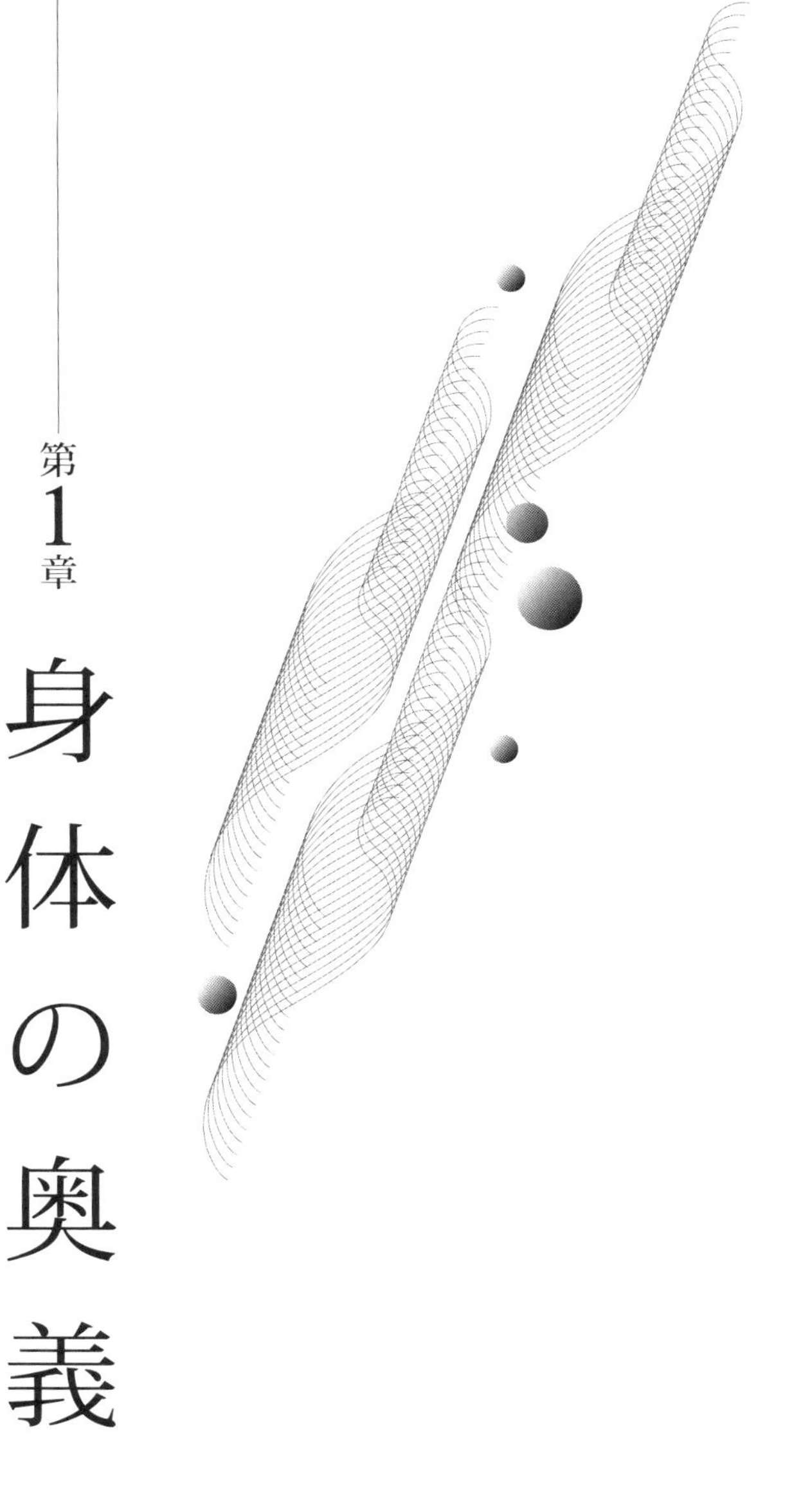

ヨーガのポーズは、ひねりのポーズでも前屈のポーズでも、身体を逆さまにするポーズでも、バランスのポーズでも、すべてアーサナ（坐法）と名付けられています。それは「安定した坐り方で瞑想を深める」という目的があるからです。どんなアクロバティックなポーズでも、奇妙な格好をしても、「楽に瞑想をする」ために身体バランスを整える必要から生じたものです。坐り方を安定させ、身体の存在にとらわれず、快適な瞑想を得ることが、身体の奥義です。

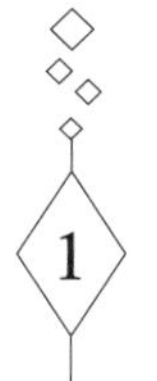

## 歩けるという感動

身体の奥義というのは、身体の使い方の奥義ということです。つまり、立ち方の奥義、歩き方の奥義が内包されているのが、「身体の奥義」なのです。本当に快適な坐り方ができるということは、無駄のない身体の使い方ができるということです。

この「無駄のない身体の使い方」は、ヨーガという範疇にとどまらず、あらゆる武術やスポー

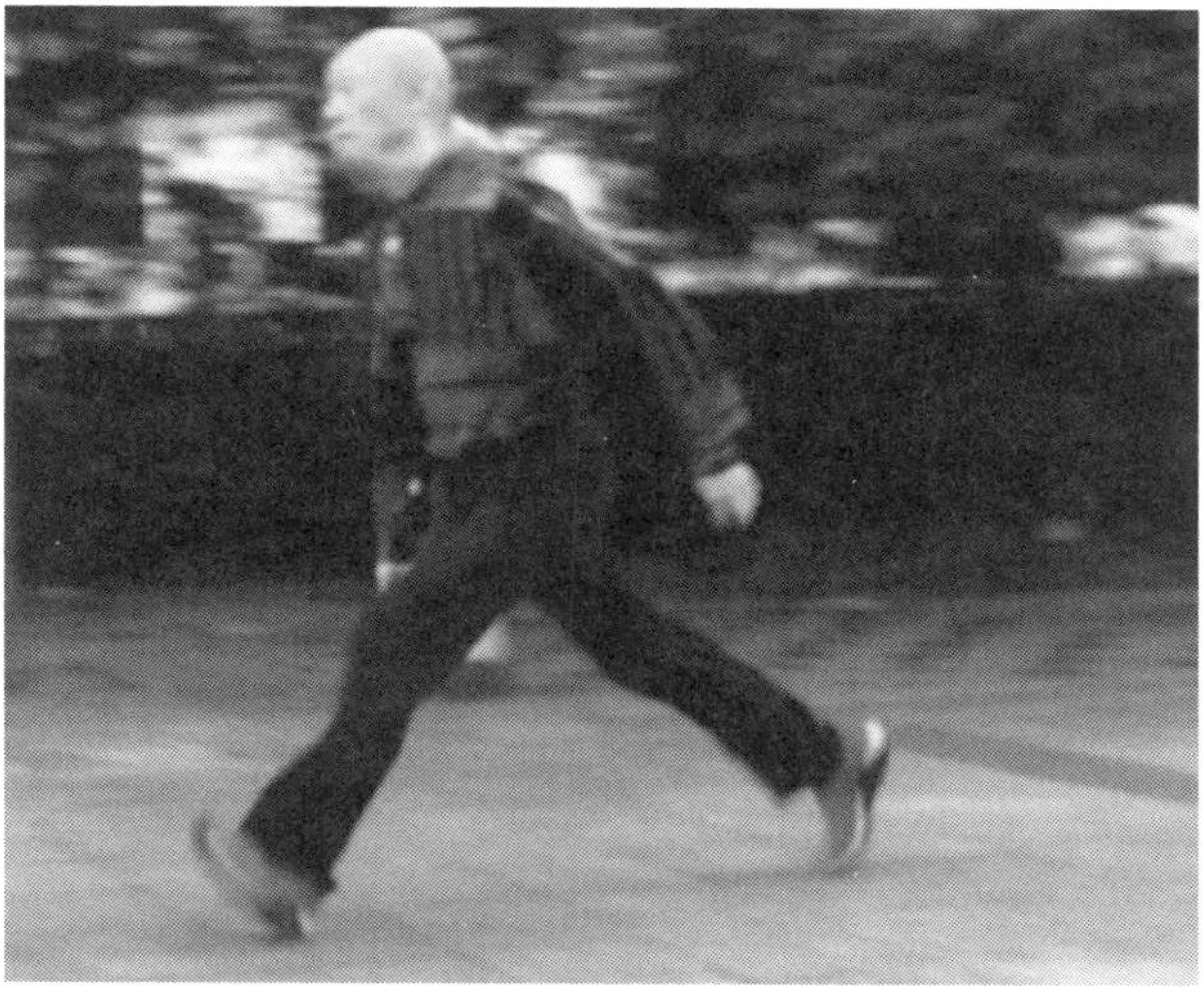

無駄なく効率的な歩き方（速歩）。目的地をしっかり見据え、上半身の力を抜き、重心を下げることによってストライドが広くなる。

ツ、芸術に共通しています。

そこに至る練習は、主に歩き方です。最も無駄のない効率的な歩き方は、全身をフル活用することで得られます。歩き方が上手だということは、身体を繊細に使いこなすことができるということです。上手な歩き方ができる人は、上手な生き方ができます。

現在歩けている人は、その「歩ける」という状態を大切にして、生きていってほしいのです。気にしないで日々歩いているとしたら、気にしてください。歩けることはありがたい、歩けることは人生の宝物なのです。そういわれてもピンと来ないかもしれません。それは歩けることが当たり前だからです。それが、何らかの理由で歩けなくなると、歩けることの有難味がヒシヒシと感じられるのです。今歩けている人は、歩けるという感動を味わってください。

歩き方のコツは3つあります。1つは、前方（目的地）をしっかりと見据えて歩くことです。なんとなく歩くのでなく、しっかりと前を見据えて歩く習慣が身につくと、上手な生き方ができるのです。戦国時代の武士ならば、いつ敵に襲われるかわからないので、おそらくボーっとして歩くことはなかったでしょう。

2つ目は、歩くときに上半身の力を抜くことです。「歩く」ためのエネルギーを下半身に使って、上半身の力はなるべく使わないことです。そのために腕を振らないで歩きます。そして3つめは、重心を下げることです。重心を下げると、ストライド（歩幅）が広くなるので、効率よく速く歩けます。

その3つの特徴を持つ「速歩」についての詳細は、拙著『速歩のススメ　空中歩行』（BABジャパン刊）を参照してください。

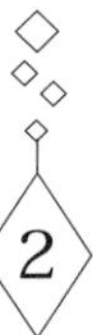

## 2 寝たきりを楽しむ

その前に、まずは普通に歩ける状態を可能な限り長続きさせてください。人は、歩くことで人

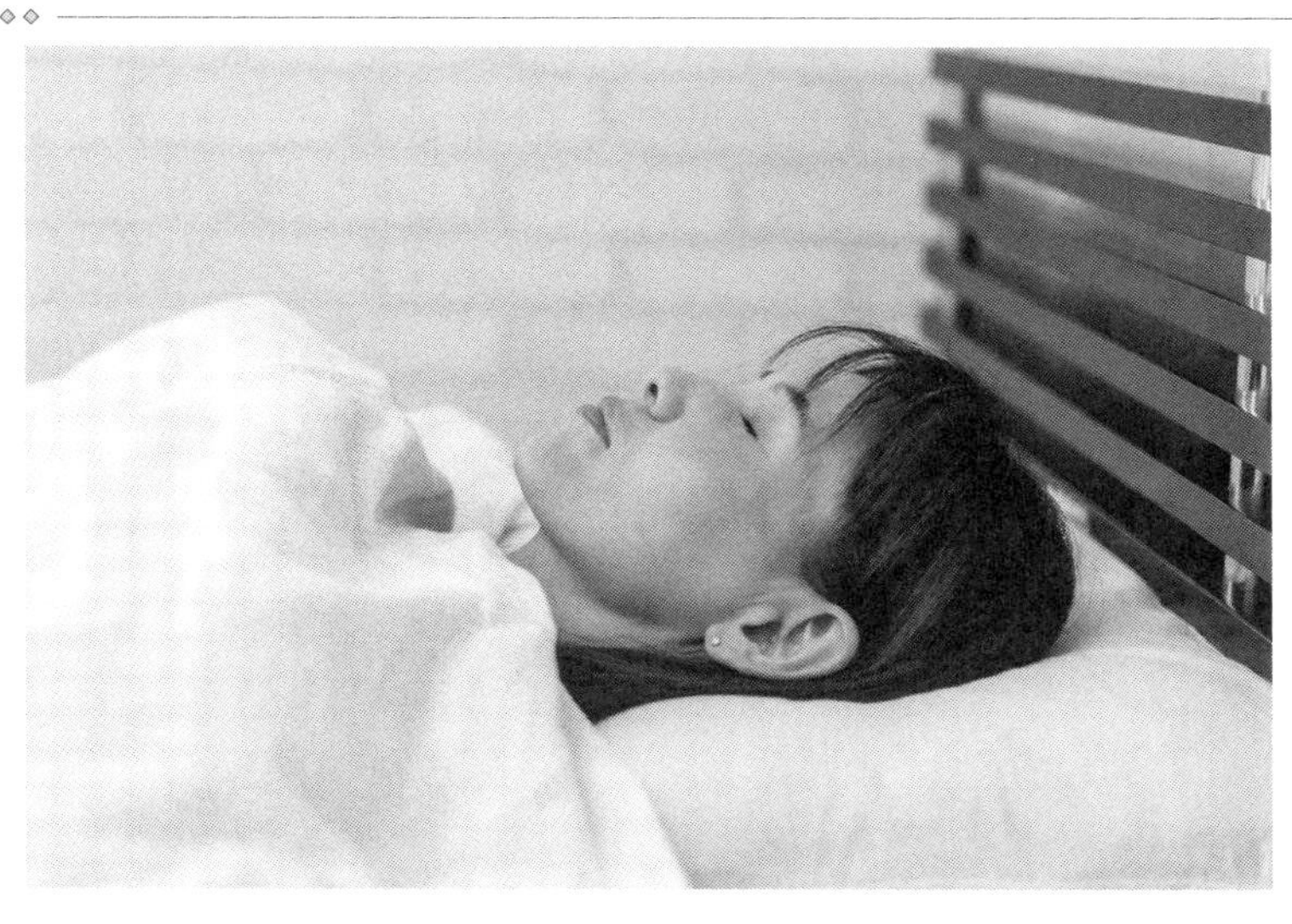

と出会い、いろいろなところへ行き、多くの体験をします。それが人間的な成長を促すのです。歩けなくなると、たちまち生命力が落ちます。もちろん、寝たきりになったとしても、人生が終わったわけではないです。

歩けなくなったとしても、充実した人生を過ごすべきです。ところが「歩けなくなってどこへも行けないのに、充実した人生なんて到底望めない」と考える人が多いです。それは、歩けているときに、最高に充実した人生を歩んでないからです。

それと、瞑想能力を身につけていれば、歩けなくなったときに「よし、これから思う存分瞑想ができるぞ」という具合に、新たな人生が開けるのです。歩けなくなったことで、得られるのは「時間」です。その時間を最大限有効に使えるのが「瞑想」なのです。瞑想は、身体を使わなくても、世界中のどこへでも行けるし、どんな感動的な体験もできるのです。

五体満足で仕事に追われているときには、「瞑想をする時間がない」といいます。それならば、歩けなくなって人生は終わりだ、と考えるのではなく、「よし、これからたっぷりと瞑想ができるぞ」と考えればいいのです。寝たきりになったら、瞑想し放題、瞑想三昧という新たな人生が開けるのです。

ただ、そのためには歩けているときに、瞑想のすばらしさ、瞑想できることのありがたさをしっかりと認識しておく必要があります。

## 3 瞑想に適した坐り方

数多くある坐り方やいろいろなポーズの中で、安楽坐（スカ・アーサナ）が、楽に瞑想できる坐り方の代表です。以下の説明は拙著『ハタ・ヨーガ完全版』（ＢＡＢジャパン刊）からの抜粋です。

## 安楽坐（スカ・アーサナ　sukha　asana）

スカ（ｓｕｋｈａ）には「楽な」「簡単な」「幸せ」「喜び」などの意味がある。いわゆるあぐらなので、ヨーガの本などでは紹介はされているものの、あまり重要視はされていない。しかし、わたしの経験からすると軽視できない坐法である。

なぜならば、前述の「背中を曲げないで、安定した坐り方で、長時間瞑想できるようにする」という条件を考えた場合、一般的にはこのスカ・アーサナは最適な坐法といえるからだ。すぐに足がしびれたり、痛くなったりするような坐り方を無理してするぐらいなら、このスカ・アーサナで坐る方がいい。わたしの教室の授業ではこのスカ・アーサナを多用している。

### 《行法Ⅰ》

①両足を前に伸ばして坐り、足先は少し開く（写真Ⅰ-１）。
②右足を折り曲げて、かかとが少し左足の下に入るようにし、ひざは少し床から離しておく。
③左足を曲げて、かかとを右足の下に入れる。
④背すじを伸ばして目を閉じて、両手はひざの上に自然にのせて、気持ちを落ち着ける（写真Ⅰ-２）。

### 《行法Ⅱ》

# 安楽坐（スカ・アーサナ sukha asana）

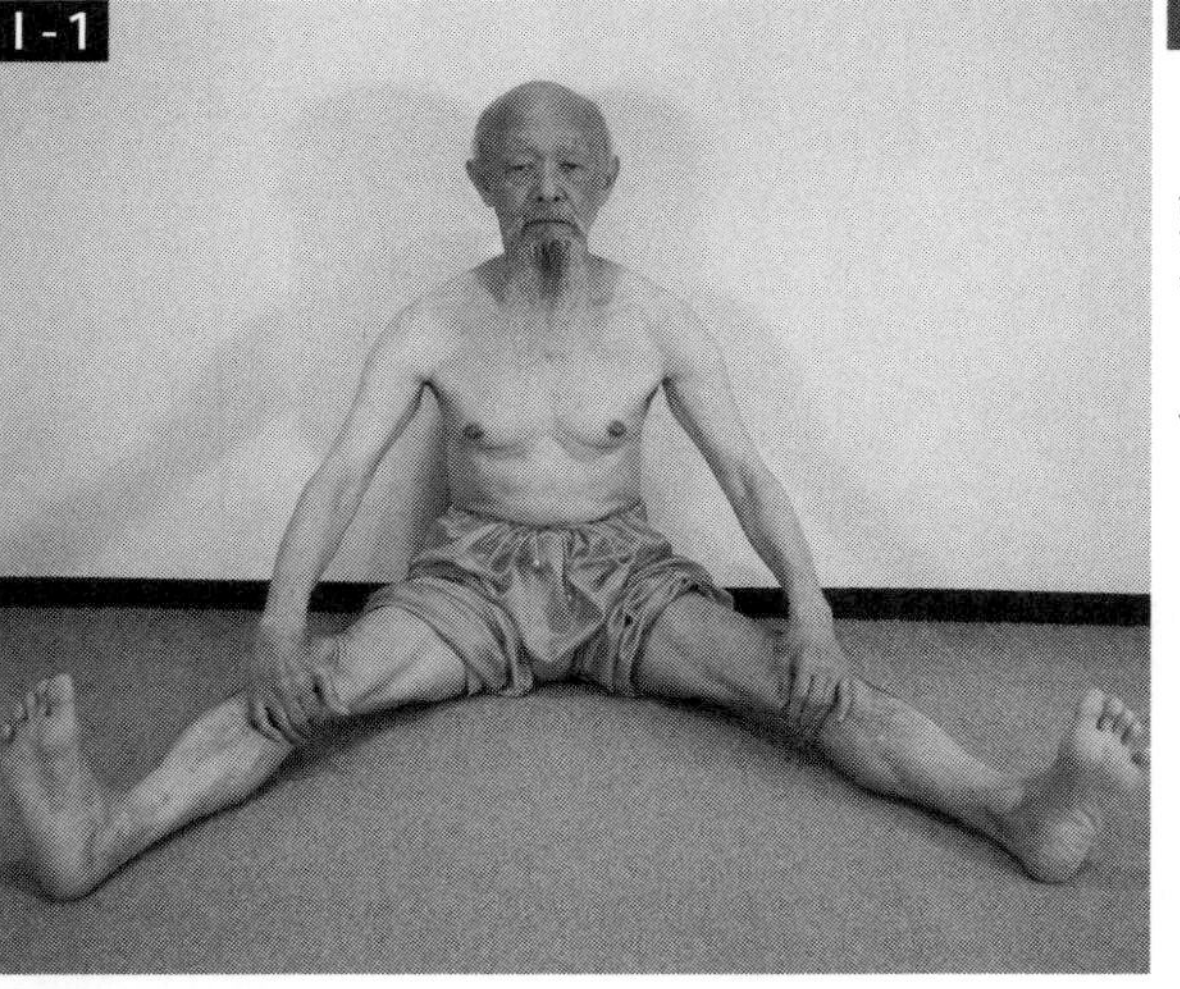

I-1

《行法 I》

① 両足を前に伸ばして坐り、足先は少し開く（写真I-1）。

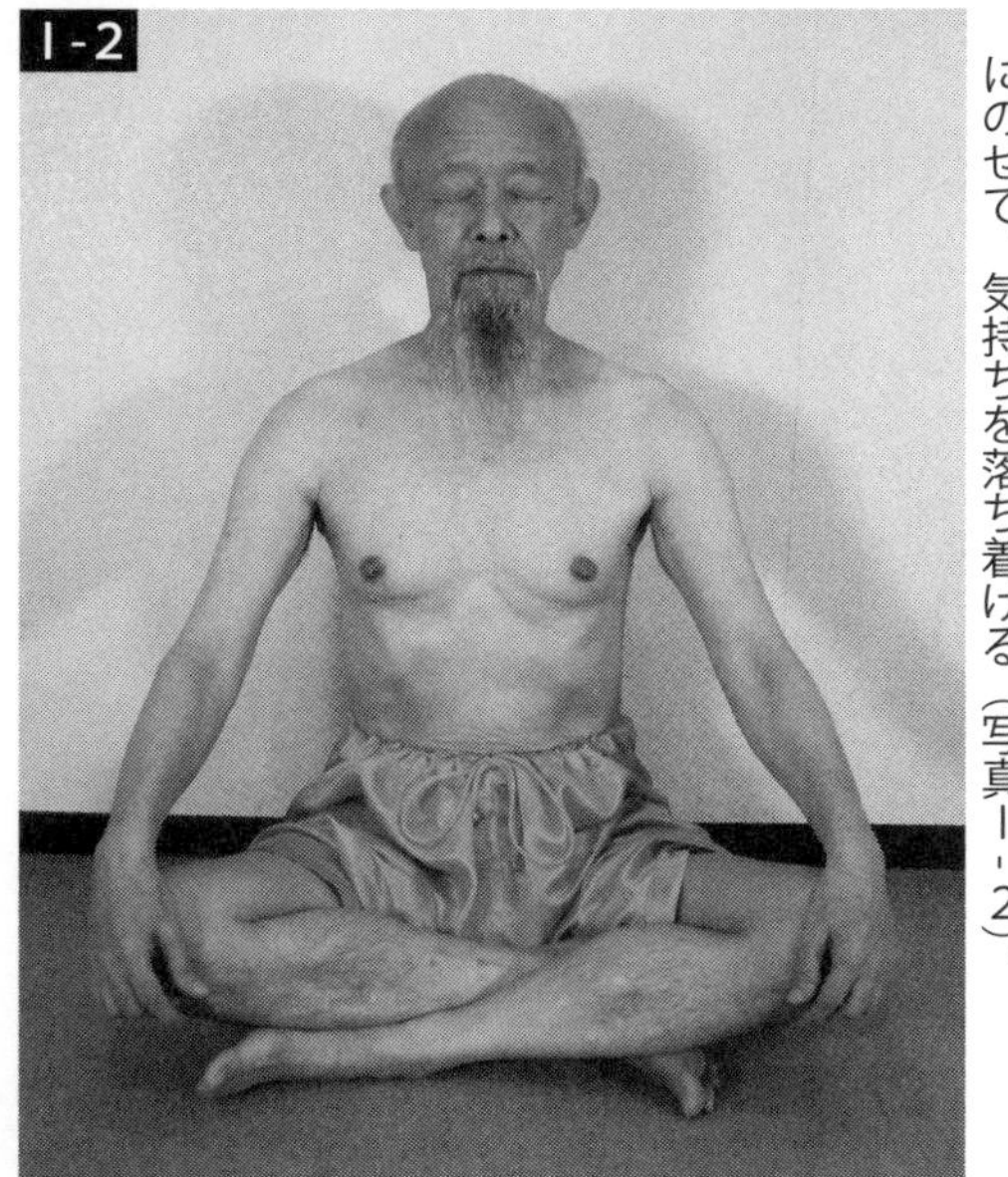

I-2

② 右足を折り曲げて、かかとが少し左足の下に入るようにし、ひざは少し床から離しておく。

③ 左足を曲げて、かかとを右足の下に入れる。

④ 背すじを伸ばして目を閉じて、両手はひざの上に自然にのせて、気持ちを落ち着ける（写真I-2）。

## 《行法II》

①両足を前に伸ばして坐り、足先は少し開く（写真II-1）。

②右足を折り曲げて、かかとが身体に付くぐらいまでもってくる。

③左足を折り曲げて、右足と重ねないで床におく。

④背すじを伸ばして目を閉じて、両手はひざの上に自然にのせて、気持ちを落ち着ける（写真II-2）。

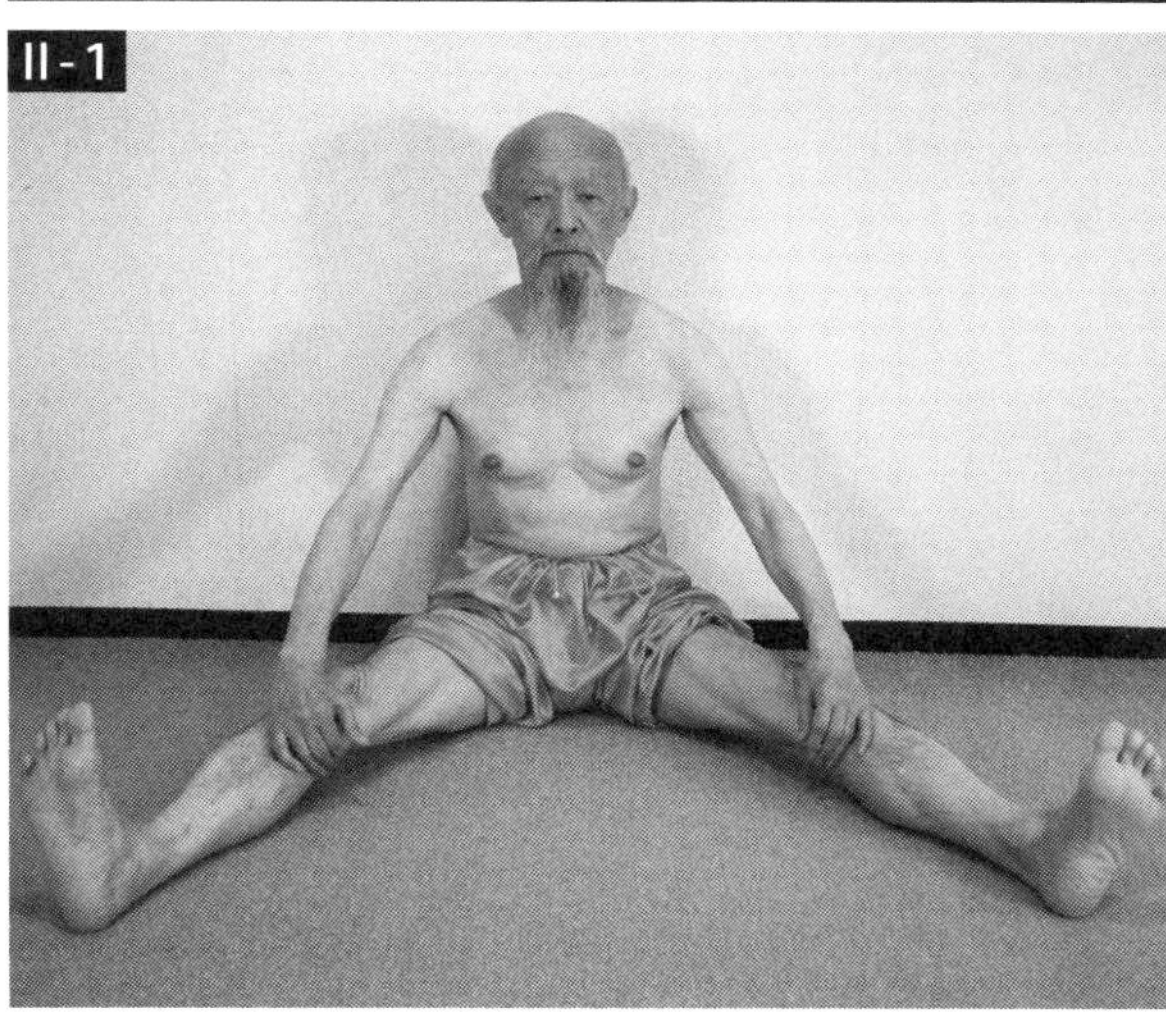

II-1

II-2

①両足を前に伸ばして坐り、足先は少し開く（写真Ⅱ-1）。
②右足を折り曲げて、かかとが身体に付くぐらいまでもってくる。
③左足を折り曲げて、右足と重ねないで床におく。
④背すじを伸ばして目を閉じて、両手はひざの上に自然にのせて、気持ちを落ち着ける。

瞑想を深め、瞑想能力を高めていくためには、この坐り方は有効です。この姿勢での奥義について説明します。

これが楽な坐り方だということは理解できると思います。では、なぜ楽な坐り方なのかというと、力まないで坐れているからです。「力まない」というのは、「力が抜けている」のかというと、違います。「不必要な緊張がない」「無駄な力が入ってない」ということです。

ここで注目したいのは「無駄な力が入ってない」は「力が入ってない」のではなく、「力が入っている」という点です。つまり、安楽坐の姿勢を保つために必要な力が入っているということです。もし安楽坐から完全に力が抜けるとどうなるかというと、坐った姿勢が維持できなくて、床に倒れてしまいます。

少なくとも、安楽坐の姿勢を保つために力は入っているのです。生きていて、完全に力を抜くことは、まずできないです。完全に力の抜けた人間というのは、死体だからです。生きていれば、必ずどこかに力が入っています。完全にリラックスして、力の抜けた状態にして、そこで力の入っている部分を見つけてください。そのことを認識するのも「奥義を得る」大きなヒントです。

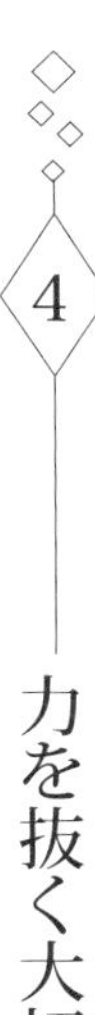

## 4 力を抜く大切さ

ハタ・ヨーガの奥義を得るための一番のコツは「力の抜き方」に熟達することです。そして力を抜くコツは、力の入っている部分を見つけることです。力が入っていることに気づかなければ、抜くことが出来ません。気づくためには「観察」が必要です。

安楽坐の姿勢になり、目を閉じて観察します。何を観察するのかというと、自分自身の状態です。自分のどこに力が入っているのか？　その力を抜くことが出来るのか？　抜いたらどうなるのか？　呼吸は安定しているか？　乱れてないか？　心拍は確認できるか？　その心拍を少しゆっくりすることができるか？　血流を含め体液の流れは確認できるか？　心の状態、精神状態、意識状態など、肉体以外の自分の状態をどの程度観察できるか？　そして、観察している自分自身の状態も観察します。

観察することの「奥義」は、はっきり認識できるものから、認識しづらいもの、そして通常では認識できないものへと、領域を広げていくことです。たとえば顕在意識、潜在意識、深層意識、無意識という意識状態があるとして、通常は顕在意識以外はコントロールできない、と思われています。しかし、顕在意識の領域に奥義は存在しません。潜在意識は「潜在」している意識です。つまり、自分自身の中に存在しているのです。であれば、コントロール可能だと考えることが出来ます。

その潜在意識の中に「奥義」が眠っているとしたら、そこを顕在化させるアプローチをしたくなりませんか？　そのアプローチ方法が、自分自身を観察することなのです。

力が入っている部分がないかを観察し続けていると、それだけで無駄な力が抜けていきます。なぜかというと、潜在意識が、その無駄な力を見つけ出してくれるからです。実は、顕在意識と潜在意識には、明確な境界線はないのです。潜在意識が見つけ出したと考えてもいいし、顕在意識の領域が拡がったとも考えられます。

いずれにしても、観察力によって、通常気づかない「無駄な力」を抜くことが出来るようになるのです。そうすると、安楽坐の坐り方のクオリティが上がります。

達磨大師は面壁九年の座禅で手足が腐ってしまったという伝説があります。これは伝説なので

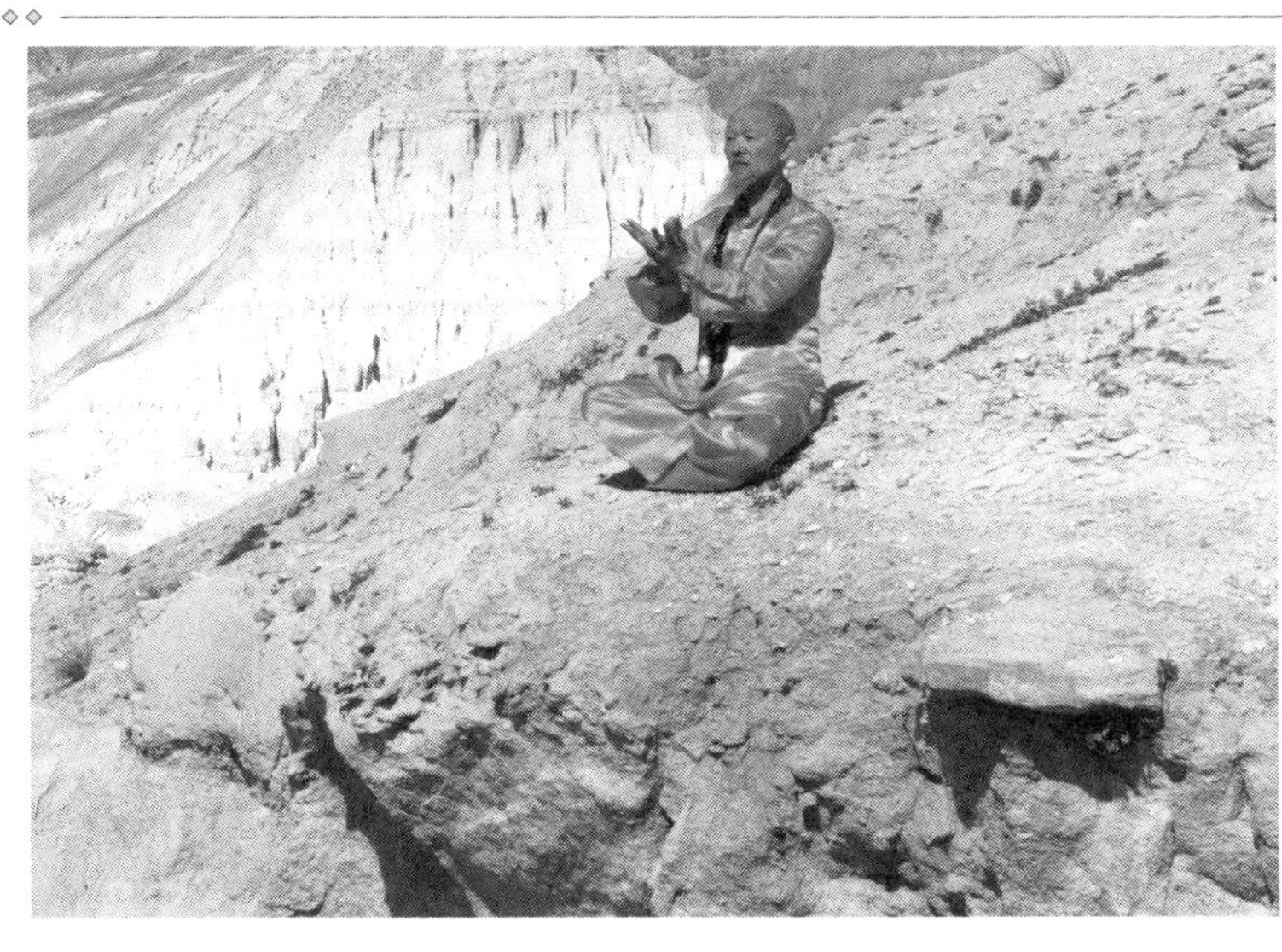

事実ではないと思います。しかし、もし壁に向かって9年間瞑想しても、クオリティの高い安楽坐であれば、手足が腐ることはないでしょう。

達磨大師が座った床か地面がどういう状態だったか判りませんが、座禅と安楽坐の2つの「座」と「坐」について説明します。座禅の座は、室内で座る場合の表現です。一方、安楽坐の方は、ヒマラヤの氷河や岩の上で坐るので、屋根のないところで坐る場合に使われます。

岩の上で坐ると平たんではないので、肉体のコントロール能力がなければ、安定した坐り方になりません。主に腰から腹にかけての力点をミリ単位で調節する必要があります。中心軸が安定していればいいというものでもないのです。室内の床で座る場合には、そういうコント

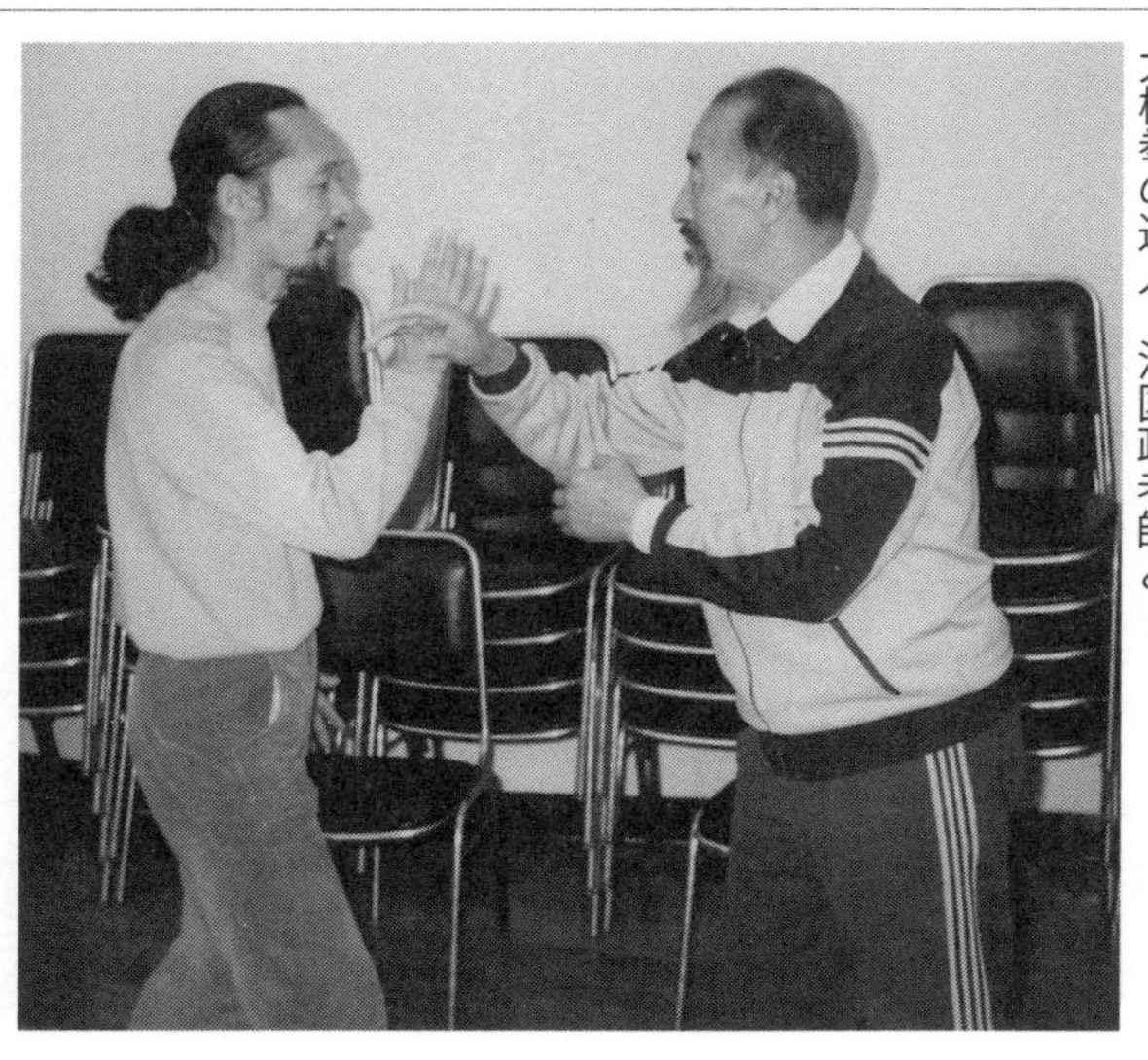

太極拳の達人、沙国政老師と。

ロールをする必要がないです。しかしヒマラヤでの瞑想には、坐るだけでも奥義レベルの身体能力が必須となります。

剣術でも、同じことが言えます。道場でいくら腕を磨いても、屋外の実戦は別です。それは、平らな床で木刀を振るのと、でこぼこした地面で真剣を振ることとの違いです。戦争経験を経て実戦経験のある人の強さをわたしが感じたことがあります。それは太極拳の達人、沙国政老師が来日して、指導したときです。

その当時わたしは、身体の使い方が面白いので、趣味的に太極拳をしていました。沙国政老師と手を触れあったときに、戦慄が走りました。「この人の強さは尋常じゃない」と感じました。おそらく中国で、公表できないような実戦を経

ゼロ状態に脱力

100

100 を発揮

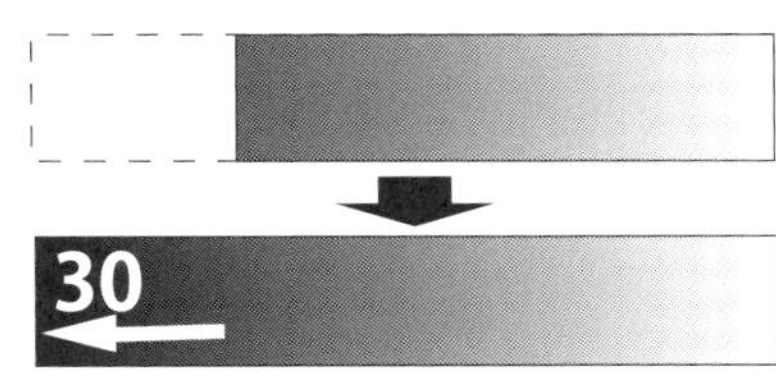


験しているだろうという想像ができました。中国拳法の達人なのに、ほとんどの人が、足腰が弱った老人という外見に騙されていたようでした。

## 5 死者のポーズ

ヨーガに熟達するには、徹底的に力を抜く技術を身につけます。

たとえば１００の力があったとします。それはゼロから数えての１００です。つまり、完全に力の抜けた状態（＝ゼロ）から、フル稼働したときに１００の力が発揮されるのです。力をゼロ状態に抜くことができなくて、50の力が残っていたら、持っている力の半分しか発揮できません。１００から力を抜いたけれど、70にしかならなかったとしたら発揮できる力は30なので3分の1も出せないのです。

大きな力を発揮するには、徹底的に力を抜く必要があるのです。バレリーナや走り幅跳びの跳躍力などは、力の抜け具合が関係しています。跳躍する一瞬前にどれだけ力が抜けているかがポイントです。おそらくどんなスポーツでも指導者は「力を抜け」と教えるはずです。

時代劇映画で、主役が大勢の敵に取り囲まれたときに、リラックスしてゆったりと太刀を構えた姿勢を映します。他方敵方は、力が入ってガチガチになっている様子を映すのです。主役の強さを示すには、力の抜けたリラックス状態にさせ、敵の弱さを示すには、力が入ってガチガチに固まった姿勢にさせるのです。

わたしが実践しているヨーガの「奥義」には、その力の抜き方が大きく関係しているのです。「力の抜き方が奥義だ」といっても過言ではないです。ムリタ・アーサナ（死者のポーズ）は、まさに力の抜き方の見本のようなポーズです。このポーズはシャバ・アーサナ（死体のポーズ）と呼ばれるのが一般的です。死体のように横たわるポーズということです。

40年以上前ですが、その当時わたしは考えました。死体は人の抜け殻でしかないので、死体のようになるのは、あまり意味がない。重要なのは、死んだ人が肉体から離れることなので、死体

## ムリタ・アーサナ（死者のポーズ）

仰向けに寝て両手、両足を少し開き、手のひらを上に向ける。
軽く目を閉じ、呼吸を整えて全身の力を抜く。
一般にはシャバ（死体）・アーサナとして知られるポーズだが、「死体」を目指すのでなく「死者（ムリタ）」になることを目指す。

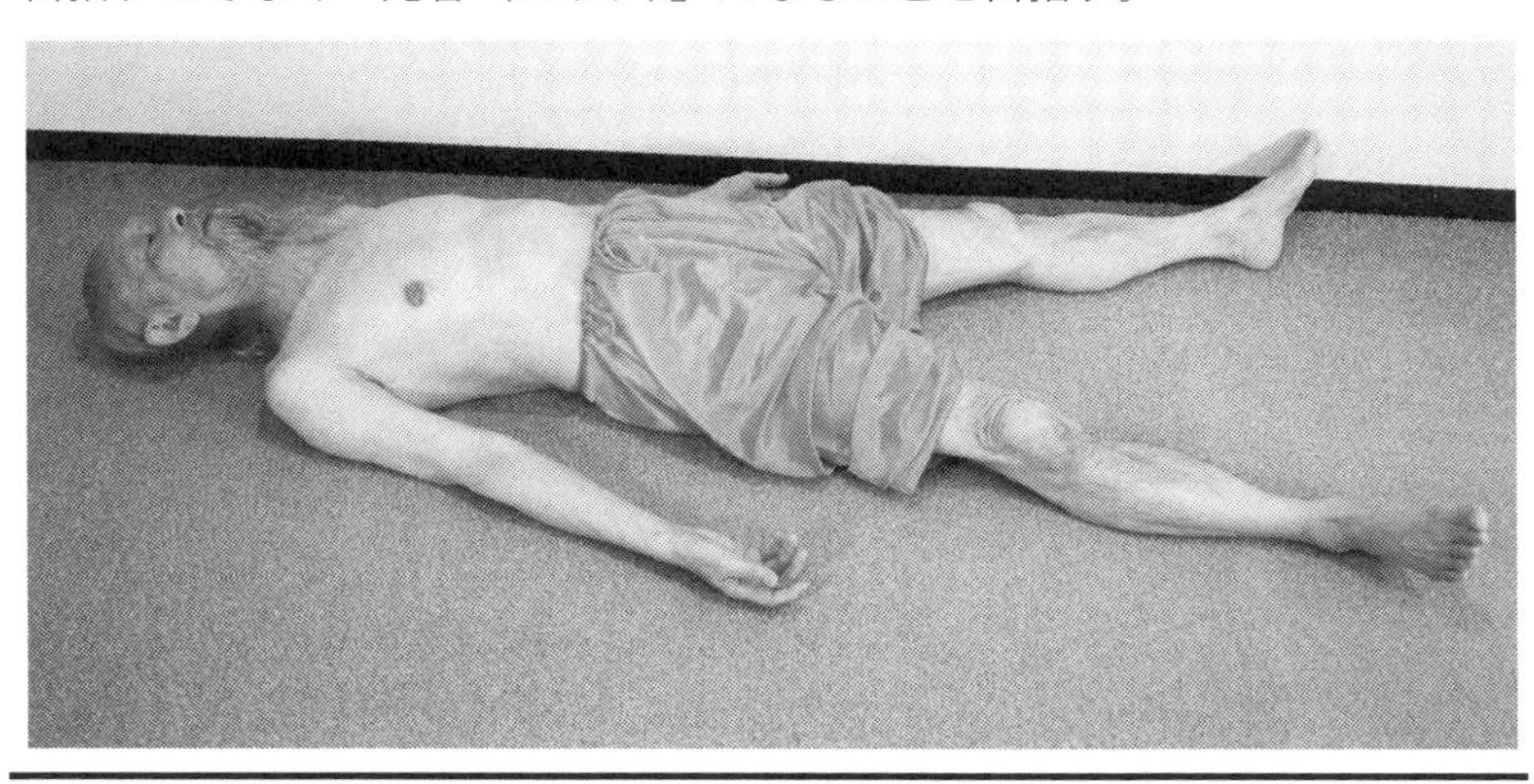

にフォーカスしては、現世に未練を残すことになるので、むしろ良くないと思いました。

そこで、わたしがヨーガ指導するときには、死体のポーズではなく、死者のポーズという意味の「ムリタ・アーサナ」と表現するようになったのです。

ヨーガの目的は、二度と生まれ変わってこない、ムクティ（解脱）を目指しています。自分のコントロール下で、自由に肉体を離れるマハーサマーディ（偉大な悟り）は、まさに自分の意志で死者となるテクニックです。ヨーガで一番大切な奥義が、死を自由にコントロールすることです。それが、死体になるのではなく、死者になることなのです。

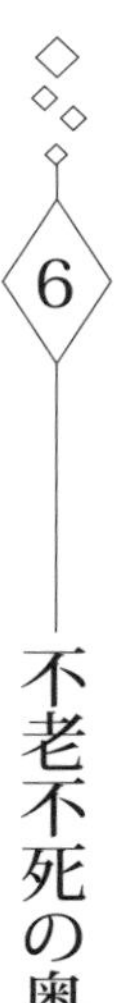


## 不老不死の奥義

古来、王様たちは「不死の霊薬」を求め続けてきました。それは、王の座を失いたくない、死ねばすべてが失われてしまうという思いから、生き続けたいと考えます。そこで家来に「不死の霊薬を探して来い」と命令するのです。

優雅な暮らしも、財産も、権力も、死ねばすべて失ってしまう。生き続けられる「不死の霊薬」があるなら、何としても手に入れたい。そこで「不死の霊薬を見つけるまでは帰ってくるな」と命令します。もちろん、世界中探しまわっても、「不死の霊薬」は見つかりません。王様はその家来には二度と会えずに、生涯を終えるのです。

飢えることも、辛いことも知らずに暮らしている王様は、満たされた生活を続けたいと考えるのです。しかし、生きることがつらい、生活が苦しいという人にとっては、終わりのない人生は、拷問でしかないです。

ヒンドゥー教徒は基本的に「生まれ変わりたくない」と考えています。「生き続けたい」では

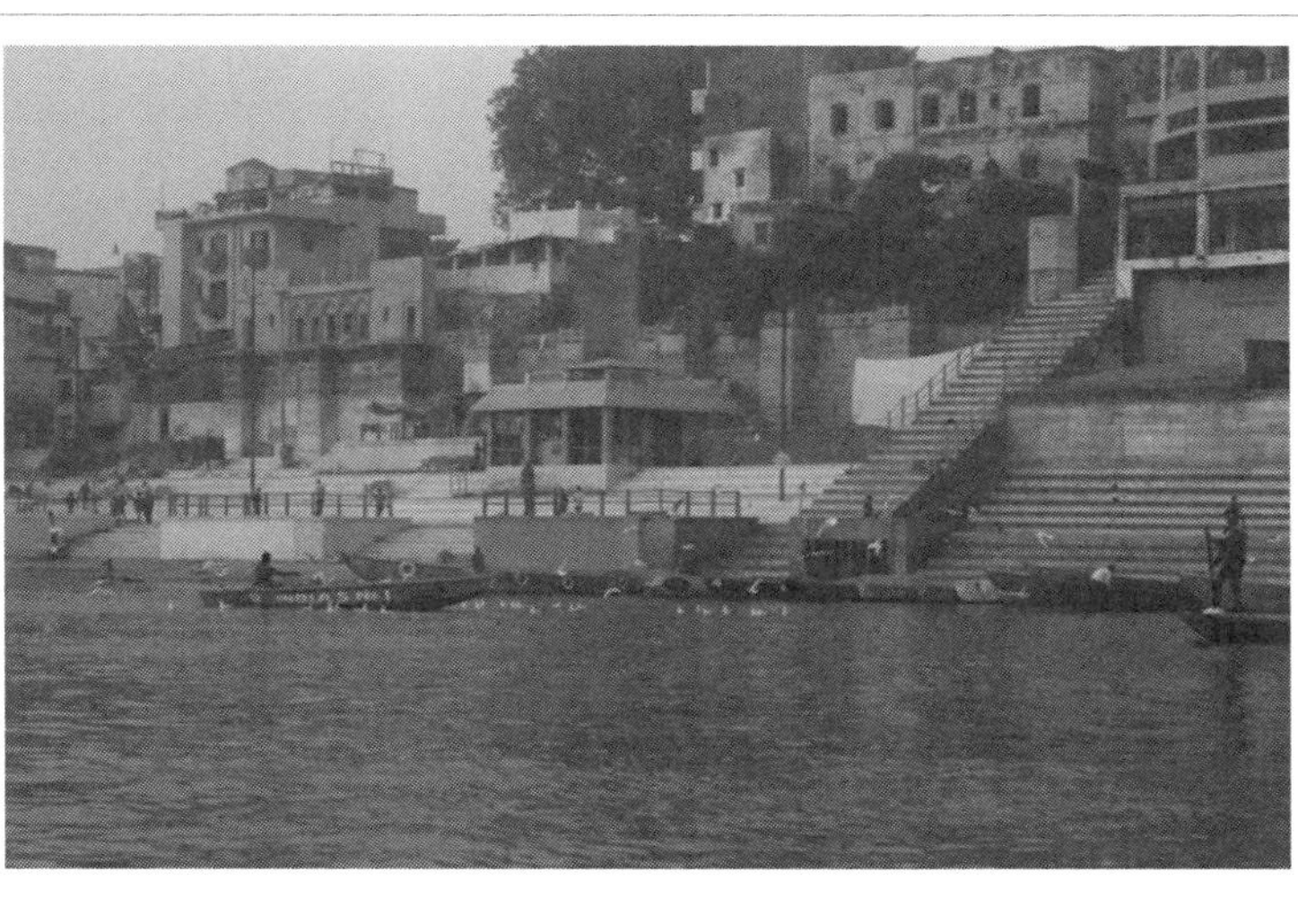

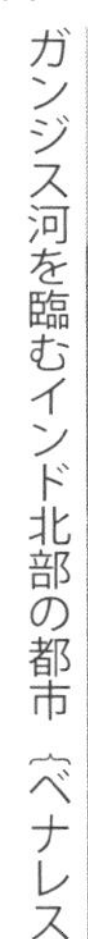

ガンジス河を臨むインド北部の都市〔ベナレス〕

なく「生まれ変わりたくない」のです。現世の苦しい生活を、来世でもう一度したくない、さらに、もしかしたら人間ではなく虫けらに生まれ変わるかもしれない。可能なら、二度と生まれ変わらない「解脱（げだつ）」をしたいと考えています。

その解脱願望から、カーシャームマラナム・ムクティヒ（ベナレスで死ねば解脱できる）という格言があって、それはインド人にとっての処世訓であり、庶民の救いになっているのです。年老いて死にそうになった老人は、村人たちが金を出し合い、ベナレス（バラナシ・バナーラス）に連れてきます。そこにはムクティバヴァン（死を待つ館）があり、その老人の死までをボランティアが面倒を見ます。そして火葬されガンジス河に流されることで、解脱できるということです。

それで、実際に解脱できるかどうかは判らないのですが、そういう希望の言葉が庶民の生きる助けとなっているのです。

不死の奥義は、ムクティ（解脱）です。なぜなら、死後に生まれ変わってこなければ、二度と死ぬことがないからです。王様がいくら探し続けても見つけられない不死。しかし二度と死ぬことがないというのが本当の「不死」ということなのです。

## 7 達人の坐り方

ヨーガにはいくつもの坐り方があります。その中でも特に重要な坐り方が達人坐です。拙著『ハタ・ヨーガ完全版』（ＢＡＢジャパン刊）から達人坐部分の抜粋です。

**達人坐（スィッダ・アーサナ　s·i d d h a　a s a n a）**

スィッダ（ｓｉｄｄｈａ）とは「達人」「成就者」という意味である。

**《行法》**

① 両足を前に投げ出して坐り、足先は少し開く（写真1）。

# 達人坐（スィッダ・アーサナ　siddha asana）

**《行法》**

① 両足を前に投げ出して坐り、足先は少し開く（写真1）。

② 左足を内側に折り曲げ、かかとが会陰部分（肛門と陰嚢の間）に当たるようにする（写真2）。

③ 右足を内側に折り曲げ、かかとを生殖器の真上の恥骨に当てる。

④ 右足先が左のももとふくらはぎの間に入り込むようにする。

⑤ 背すじを伸ばし、目を閉じて、ジュニャーナ・ムドラー（智慧の印）を組み、呼吸をととのえて、精神を安定させる（写真3）。

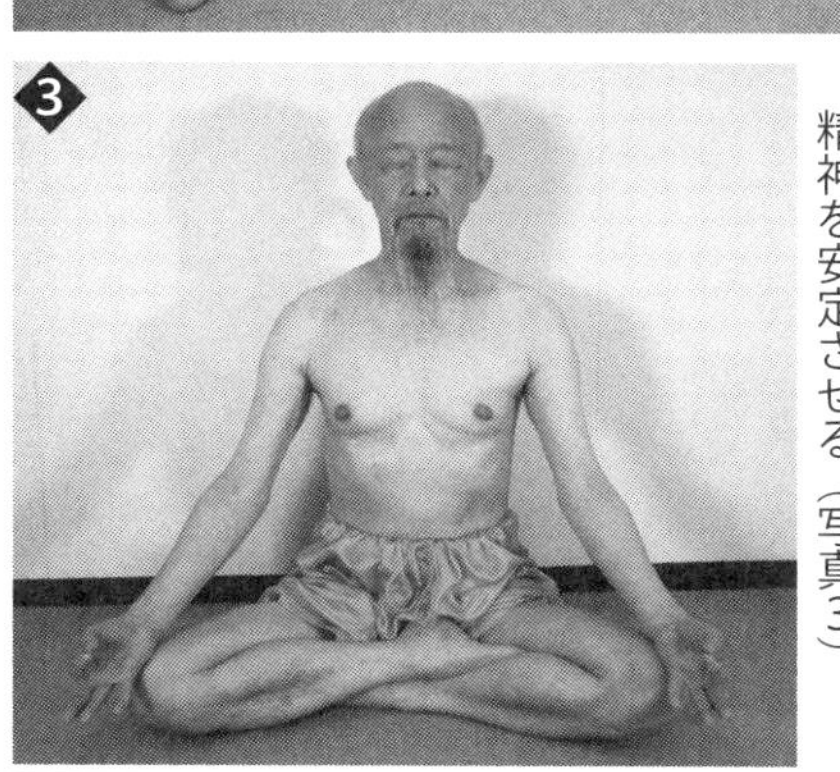

② 左足を内側に折り曲げ、かかとが会陰部分（肛門と陰嚢の間）に当たるようにする（写真2）。
③ 右足を内側に折り曲げ、かかとを生殖器の真上の恥骨に当てる。
④ 右足先が左のももとふくらはぎの間に入り込むようにする。
⑤ 背すじを伸ばし、目を閉じて、ジュニャーナ・ムドラー（智慧の印）を組み、呼吸をととのえて、精神を安定させる（写真3）。

**《修行者へのヒント》**

いろいろな坐法の中でも、ヨーガ行者にとって最も重要とされているこのスィッダ・アーサナは、当然他の坐法とはちがう。一番のポイントは両足のかかとが会陰部と恥骨部分に当たっていることであり、その当たっているかかとの圧力を細かくコントロールすることである。

会陰部にかかとを当てている左足は、上に右足が乗っているので、そのまま足首を少し曲げるようにすると、圧力が加わり、伸ばすようにすると圧力が弱まる。

恥骨部分にかかとを当てている右足の方は、足先を左のももとふくらはぎの間に入り込ませることで、微妙なコントロールが可能になる。左足と同じようにそのまま足首を少し曲げるようにすると、圧力が加わり、伸ばすようにすると圧力が弱まる。

このかかとの圧力調整で、体内を流れるエネルギーをコントロールし、それによって、より良い瞑想状態へもっていくのである。とくに、強くエネルギーが流れ過ぎるのを防ぐのに役立つので、瞑想で頭が変になったり、魔境に入る、というようなことを未然に防げる。

このテクニックは説明した通りだが、どういうときに、どういうようにコントロールするのか、についての説明はできない。ハタ・ヨーガの最も特徴的なタントラ部分なので、もし教えるとすればしっかりとした師弟関係の中で、一対一でおこなわれることになる。

この《修行者へのヒント》には、すでに、奥義のヒントが解説されています。ここまでは、すでに読者の目に触れています。本書では、もう少し奥義のヒントになるような説明をしましょう。まず、体内を流れるエネルギーをコントロールすることがどれだけ大切で、どれだけ難しいかを理解してもらいたいです。この達人坐では、両足のかかとを会陰部と恥骨部分に当てて、その当たっているかかとの圧力を細かくコントロールします。

物理的に考えると身体に圧がかかると、表皮や筋肉が収縮します。体液の流れ具合も変化するでしょう。中国医学的にはツボが刺激され、気の流れが変化するという判断ができます。ヨーガの観点からはチャクラ（エネルギーセンター）への刺激で、ナーディー（エネルギー通路）を通るエネルギーに変化が生じる、といえます。

このかかとのコントロールは、坐り方が正しくできれば、簡単です。誰でもできるぐらい簡単な坐り方なのに、「達人坐」という名前がついている点が注目ポイントです。つまり、高度なエネルギーコントロール能力を発揮するための坐り方だということです。

この達人坐を機能させるには、まず、体内を流れるエネルギーを認識する必要があります。つまり、エネルギーの流れをとらえられなければ、当然コントロールすることもできません。

ここで必要になるのが「観察力」です。かかとをほんの少し動かして観察してみてください。もし何らかの変化が感じられたら、それが「奥義」への入り口だと思ってください。

観察するコツを、一つ教えておきます。手掛かりとなる変化が、まず点として見つかったら、しっかりとつかまえます。それはエネルギーなので、静止してはいません。そこからは、点から線、線から面、そして面から立体という具合に、エネルギーの流れる領域を拡げていくのです。達人の領域に至るまでは、細かく教えられませんし、教わっても役に立たないです。少なくともこれだけのヒントがあれば、いくらでもクオリティを上げられるはずです。

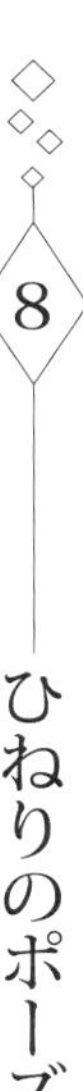

# 8 ひねりのポーズ

数多くあるポーズの中でも、ひねりのポーズは重要です。なぜなら、身体操作のほとんどは、ひねるという動作でできているからです。身体をひねらないで、坐ることも立つことも歩くことも走ることもできません。わたしたちは一日中「身体をひねって」生きているのです。なので、その「ひねる」という動作の中に「奥義」のヒントがたくさんあるのです。

代表的なひねりのポーズは「アルダマッツェーンドラ・アーサナ」ですが、ここでは、別のひねりのポーズで、奥義のヒントを説明します。

## バラドヴァージャ・アーサナ（バラドヴァージャ聖仙のポーズ）

バラドヴァージャ（Ｂｈａｒａｄｖａｊａ）は、七人の賢者の内の一人の名前である。『リグ・ヴェーダ』の多くの讃歌の作者の一人とされる聖仙。彼は私生児であり、生まれたときに父親のブリハスパティが「バラ・ドヴァー・ジャ」（「二度生まれた者を連れて行け」あるいは「二人の父親の子を大事に育てよ」）といったので、バラドヴァージャと名づけられたといわれる。バラドヴァージャは三度生まれ変わり、ついに不死となった。

**《行法Ⅰ》**

① 足先が左側にくる横坐りになる（写真Ⅰ-1）。

② 左手で右ひざを外側からつかみ、右手を後ろへ回し、余裕があれば左手のひじをつかむ。

③ 背すじを伸ばして正面を向いたところ（写真Ⅰ-2）から、ゆっくりと右にひねっていく。

④ 後ろを向いたところで、楽な呼吸で20秒ほど保つ（写真Ⅰ-3）。

⑤ ゆっくりと正面まで戻し、足をつかんでいた手も離す。

⑥ 折り曲げる足を替えて、①~⑤を同じようにおこなう。

⑦ 戻して、呼吸が落ち着いていたら、行法Ⅱを続けてもいい。少しでも呼吸が乱れていたり、気持ちが落ち着いていなければスカ・アーサナ（20頁）になり、呼吸をととのえてから行法Ⅱに入る。

**《行法Ⅱ》**

① 足先が左側にくる横坐りから、右足首を左足の付け根の上に乗せる。

② 左手で右ひざを外側からつかみ、右手を後ろへ回し、余裕があれば右足先をつかむ。

③ 背すじを伸ばして正面を向いたところから、ゆっくりと右にひねっていく（写真Ⅱ）。

④ 後ろを向いたところで、楽な呼吸で二十秒ほど保つ。
⑤ ゆっくりと正面まで戻し、足をつかんでいた手も離す。
⑥ 折り曲げる足を替えて、1〜5を同じようにおこなう。

**《注意点》**

足先をつかめていれば、完成型でその足先を少し上に引き上げるようにすると、ひねりの度合いが強まり完成度が高まる。

**《行法Ⅲ》**

すべて行法Ⅰと同じだが、ひざの下に手を差し入れて手のひらを床に付けた状態からおこなう（写真Ⅲ）。手のひらが床に付かなかったり、上体が前に傾いたりするようなら、ひざの下に手を差し入れるよりは行法Ⅰのひざをつかむやり方のほうがいい。

**《行法Ⅳ》**

すべて行法Ⅱと同じだが、ひざの下に手を差し入れて手のひらを床に付けた状態からおこなう（写真Ⅳ）。手のひらが床に付かなかったり、上体が前に傾いたりするようなら、ひざの下に手を差し入れるよりは行法Ⅱのひざをつかむやり方のほうがいい。

# ヴァラドヴァージャ・アーサナ
## （ヴァラドヴァージャ聖仙のポーズ）

### 《行法 I》

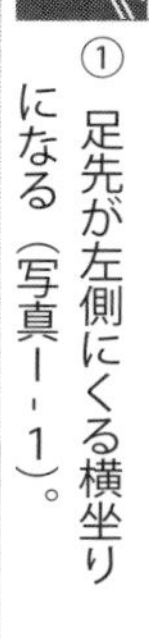

① 足先が左側にくる横坐りになる（写真I-1）。

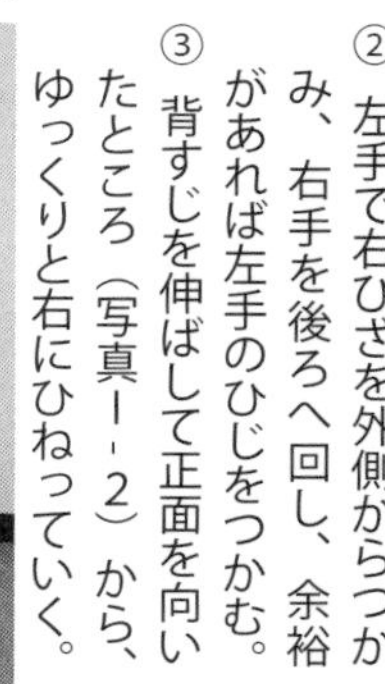

② 左手で右ひざを外側からつかみ、右手を後ろへ回し、余裕があれば左手のひじをつかむ。

③ 背すじを伸ばして正面を向いたところ（写真I-2）から、ゆっくりと右にひねっていく。

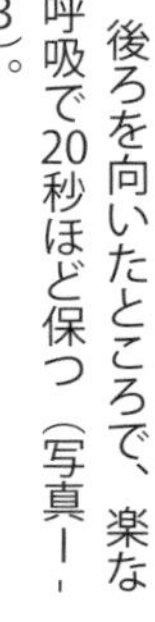

④ 後ろを向いたところで、楽な呼吸で20秒ほど保つ（写真I-3）。

I-1

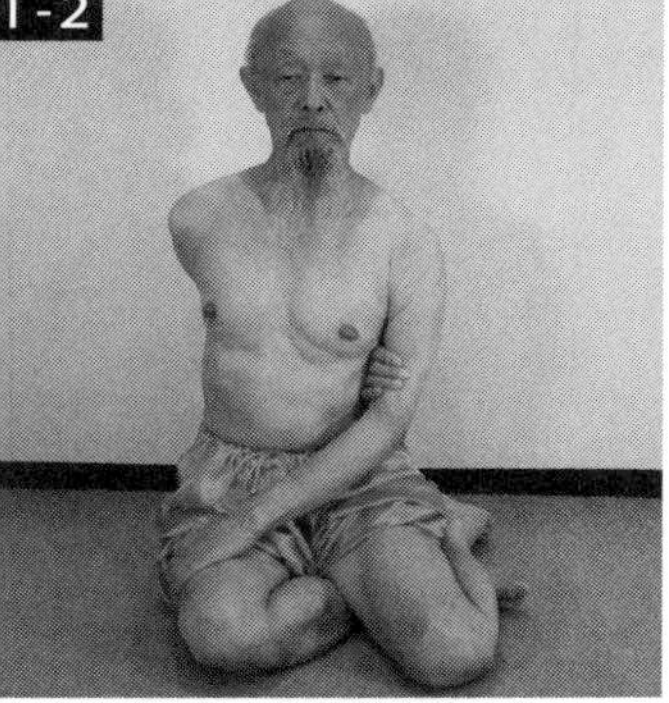

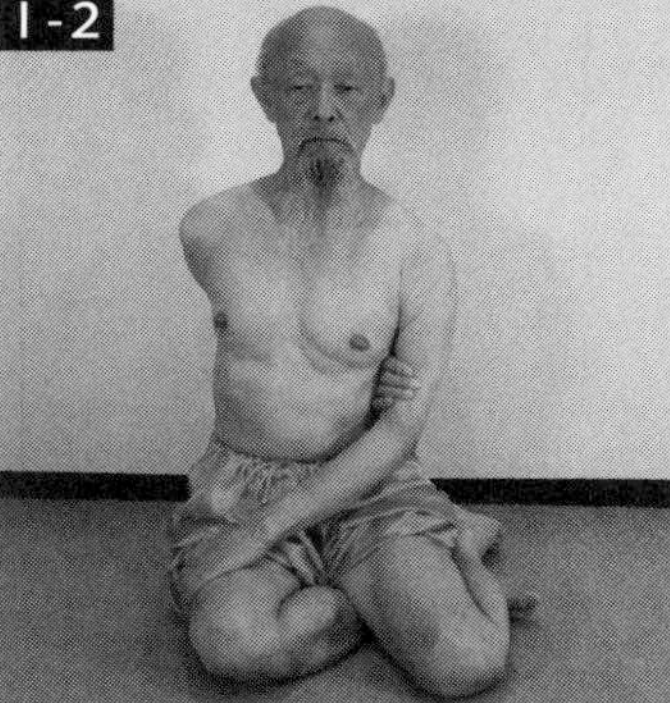

I-2

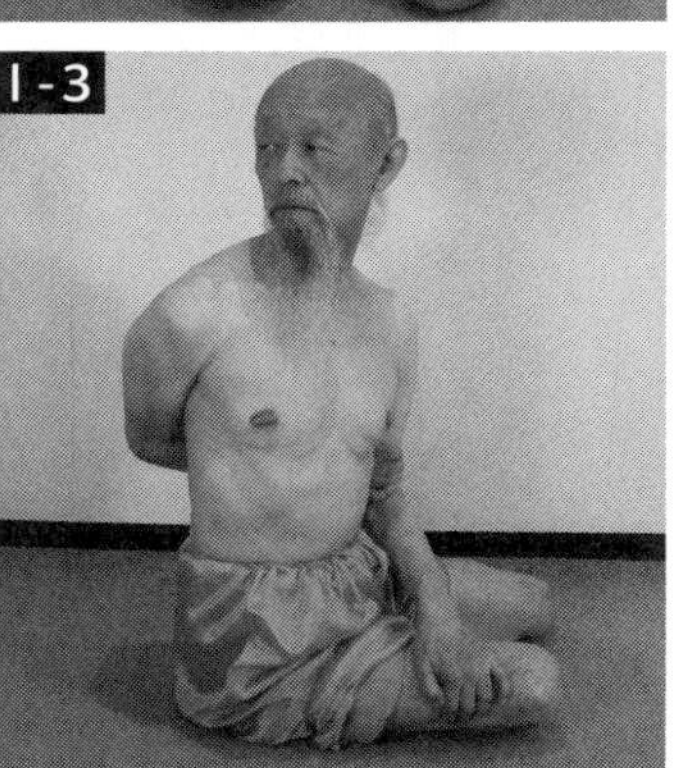

I-3

⑤ ゆっくりと正面まで戻し、足をつかんでいた手も離す。

⑥ 折り曲げる足を替えて、①~⑤を同じようにおこなう。

⑦ 戻して、呼吸が落ち着いていたら、行法IIを続けてもいい。少しでも呼吸が乱れていたり、気持ちが落ち着いていなければスカ・アーサナ（20頁）になり、呼吸をととのえてから行法IIに入る。

## 《行法II》

① 足先が左側にくる横坐りから、右足首を左足の付け根の上に乗せる。

② 左手で右ひざを外側からつかみ、右手を後ろへ回し、余裕があれば右足先をつかむ。

③ 背すじを伸ばして正面を向いたところ（写真II）から、ゆっくりと右にひねっていく。

④ 後ろを向いたところで、楽な呼吸で20秒ほど保つ。

⑤ ゆっくりと正面まで戻し、足をつかんでいた手も離す。

⑥ 折り曲げる足を替えて、①～⑤を同じようにおこなう。

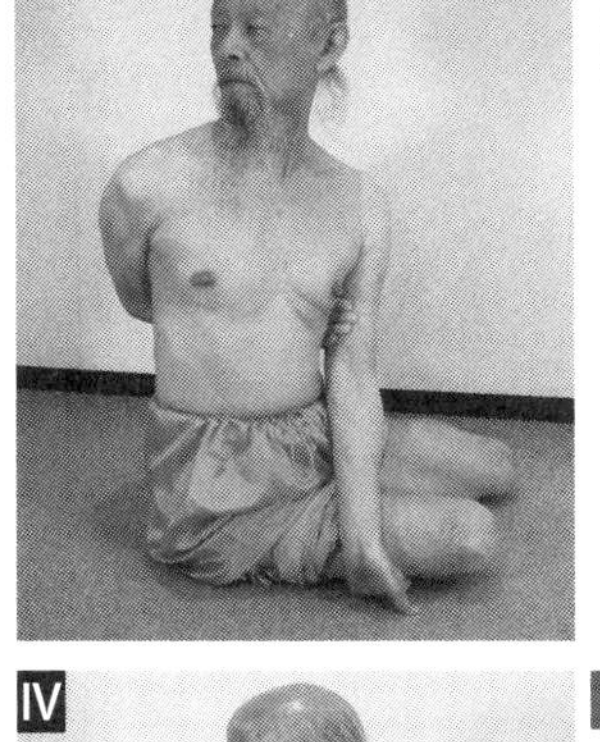


## 《行法III》

すべて行法Iと同じだが、ひざの下に手を差し入れて手のひらを床に付けた状態からおこなう（写真III）。手のひらが床に付かなかったり、上体が前に傾いたりするようなら、ひざの下に手を差し入れるよりは行法Iのひざをつかむやり方のほうがいい。

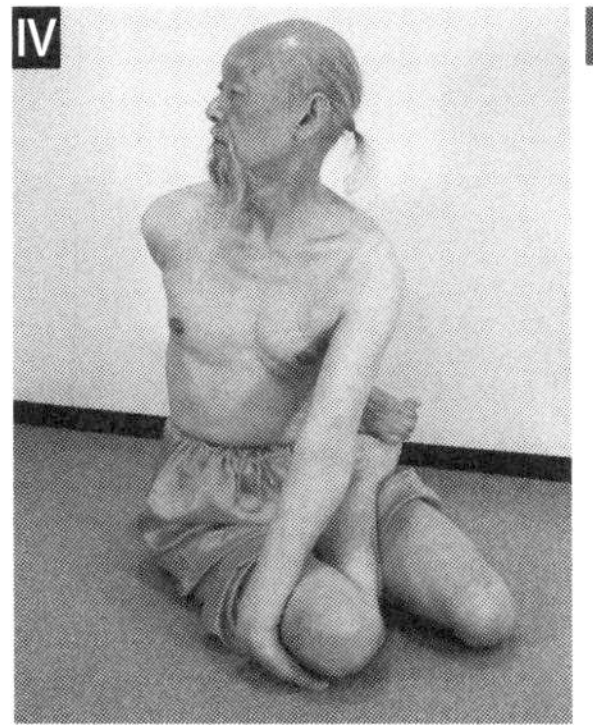


## 《行法IV》

すべて行法IIと同じだが、ひざの下に手を差し入れて手のひらを床に付けた状態からおこなう（写真IV）。手のひらが床に付かなかったり、上体が前に傾いたりするようなら、ひざの下に手を差し入れるよりは行法IIのひざをつかむやり方のほうがいい。

このポーズは横坐りからスタートします。まず、横坐りになったときに、身体の状態をしっかりと観察してください。この段階で中心軸をまっすぐに保つには、コントロール能力が必要になります。それ以前に、横坐りの姿勢が最初から取れない人もいます。そういう人は、このポーズができないのかというと、そうではないです。むしろ、そういう人の方が向いているといえます。わたしのヨーガ指導経験からすると、最初に身体が硬くて、あまりポーズができない人が長続きすることが多いです。その逆に、身体が柔軟な人は、最初からいろいろなポーズができるけれど、そうすると長続きしないことが多いのです。

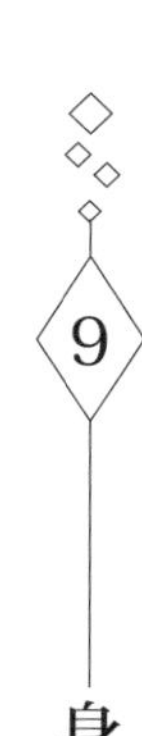

## 9 身体の硬い人は有利

ヨーガはポーズを上手にできればいいというものではないです。

いろいろなポーズを通して自分を知っていくものです。だから、ポーズができなければできないほど、自分がレベルアップする材料が多いということになります。一つのポーズができるようになるまで、いろいろ工夫を重ねると、身体能力も上がるし、コントロール能力も身につくし、観察力も上がります。だから、できないポーズができるようになるまで、何年も何十年もかかる人は、ヨーガの達人になれる可能性が高いし、奥義を極められる可能性も高いのです。

その意味で、どんなポーズでも、簡単にできる人とできない人では、できない人の方が「奥義」を会得する可能性が高いと考えることができます。

ヨーガに限らず、スポーツや芸術で肉体を使って表現するものは、全てに共通することですが、最初うまくいかない人が、高いレベルに至れる可能性は十分にあります。たとえば、一つのテクニックが得られた状態を１００と考えると、最初からそのテクニックが80ある人と、20しかない人を比べてみます。

80ある人は、１００のテクニックを得るまでに獲得したテクニックは20だけです。しかし、20だった人が獲得したテクニックは80ということになります。

当然後者の方が、得たテクニックは多いということになります。そして、その得られたテクニックのクオリティも高くなります。ここに「奥義」のヒントが隠れています。自分の努力で20を得た人と、80を得た人との違いが「奥義」を手に入れられるか入れられないかの違いになるのです。

話を横坐りに戻すと、横坐りが苦手な人の方が、奥義を得られる可能性が高いということです。もちろん20から１００までに至るには、時間もかかるし並大抵の努力では達成できないです。だからこそ、奥義を得られる可能性があるのです。一方、最初から80ある人が１００のテクニックを得るのには、さほどの努力も必要ないので、同じ100のテクニックだとしても、大きな違いがあるのです。

ひねりのポーズの場合は、ひねっていく間と戻し終えるまでの、体内での変化がありすぎるぐらいあります。観察力を養う上では、変化をたくさん見つけられるひねりのポーズが最適です。ひねろうとしたときに最初にどこが動くか？ その動きに対して身体のどの部分がどういう反応を示すか？ 首はどういうタイミングでどうひねっているか？ ひねっていく間の力の入り具合がどう変化するか？ 逆に力の抜ける部分がどこか？ どの辺りでひねり終わるのか？ 重心がズレるかどうか？ 床との接地部分はどうなっているのかなどを観察すると、いろいろなことが見つかると思います。

## 10 閉眼で見る

それと視線の移動も重要です。可能なら空間の一点を見据えながらひねっていき、戻してくるといいです。それがうまくいくと、景色が流れて見えます。たとえば部屋の中でなら、ドアが見えて、カーテンが見えて、窓が見えて、机が見えて、柱が見えてという具合にひねることになります。その各部分に焦点が合ってしまうので、空間を見ながらにならないのです。

それを空間に焦点を合わせられると、ドア、カーテン、窓、机、柱がすべて流れていって、静止画像にならないのです。その「景色が流れる」というのが理解できない人は、片手を前に伸ばして親指を立てます。その指を見ながら腕と首を左右にひねっていくと、あきらかに景色が流れるのが判るでしょう。この、空間を見据えるテクニックは、奥義を極めるための大きなヒントになります。

人は視覚を通して得る情報が7割だと言われています。それだけ「見る」ということが重要なのです。中でも「奥義」と関係するのは、目を閉じた状態で「見る」ことです。目を閉じたら「見る」ことにならないじゃないか、と思うかもしれません。

そういう人は「目を閉じると何も見えない」といいます。「真っ暗で何も見えない」という人もいますが、そのどちらも間違いです。「目を閉じると何も見えない」というのは、目を開けていた時に見えていたものが見えなくなった、というだけで「何も見えない」ということではないです。

「真っ暗で何も見えない」というのも、「真っ暗」という表現ができるということは、「真っ暗」な様子が見えているということです。「暗い」と「見えない」は別のことです。もし、見えてなければ「暗い」というのも判らないはずです。明るさ暗さが判るのは、見えているからなのです。戦国時代の武士や、忍者、間者と呼ばれる人たちは、暗闇で戦ったり活動したりしていました。本当に何も見えなければ、そういうことが出来ません。

さてそこで、目を閉じている目の前をしっかりと見据えます。そうすると、模様や色や光などを確認することが出来るでしょう。それをなるべく詳細に見据えます。どこにどんな模様があって、色の具合から、光りの具合などを、しっかりと捉えるようにします。その確認している現象は、静止画像ではなく、動いていることもしっかりと認識しましょう。

その特徴的な模様を捉えて、眼球を少し左右に動かすと、その模様が左右に動くのが確認できます。首を少し左右に動かすことでも模様は動きます。目を閉じたままままばたきをすると、見えている画像が変化します。

特徴的な模様は、首や眼球の動きとは時間差で連動します。つまり、首を左に動かしてから、遅れて左に動きます。上下左右どの方向でも、特徴的な模様は同じように少し遅れて動きます。

次に、閉眼で見えているスペースの端を確認します。このことは、奥義を得ようとするなら、非常に大切なことです。冷静な観察力、洞察力が奥義につながります。右端を確認しようとすると、眼球が右に動きます。それと同時に眼前の現象も大きく動くはずです。その確認と同時に、見え

## 眼を閉じて見える画像の変化を確認する練習

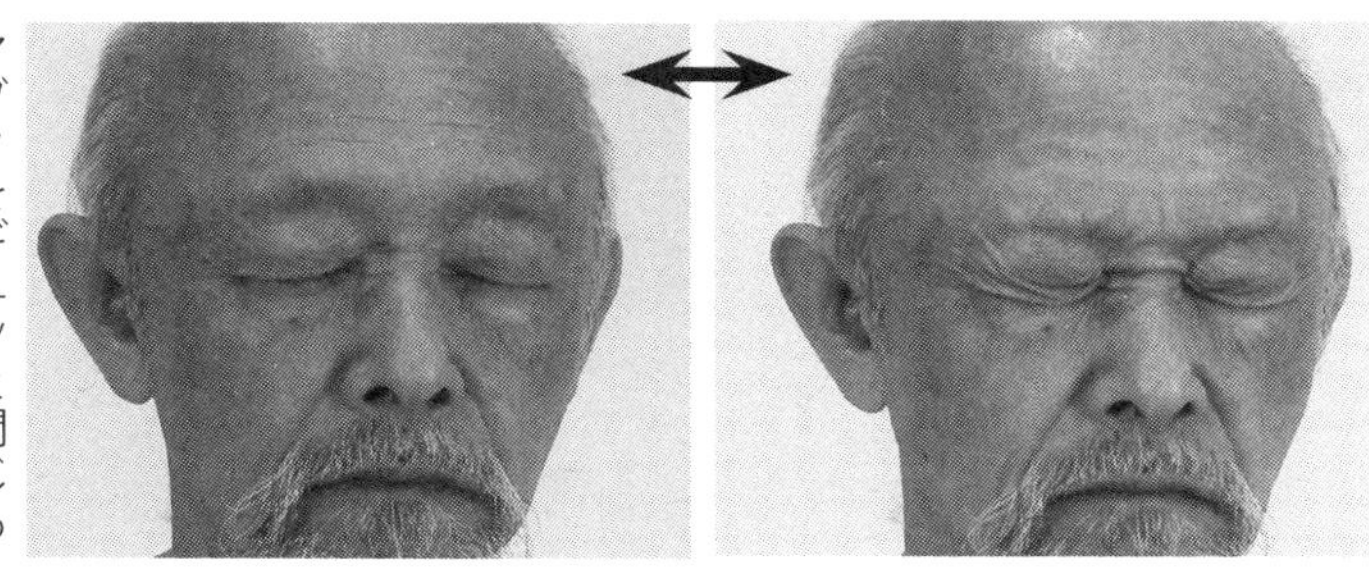

マブタをギュッと閉じる～緩めるを繰り返す。

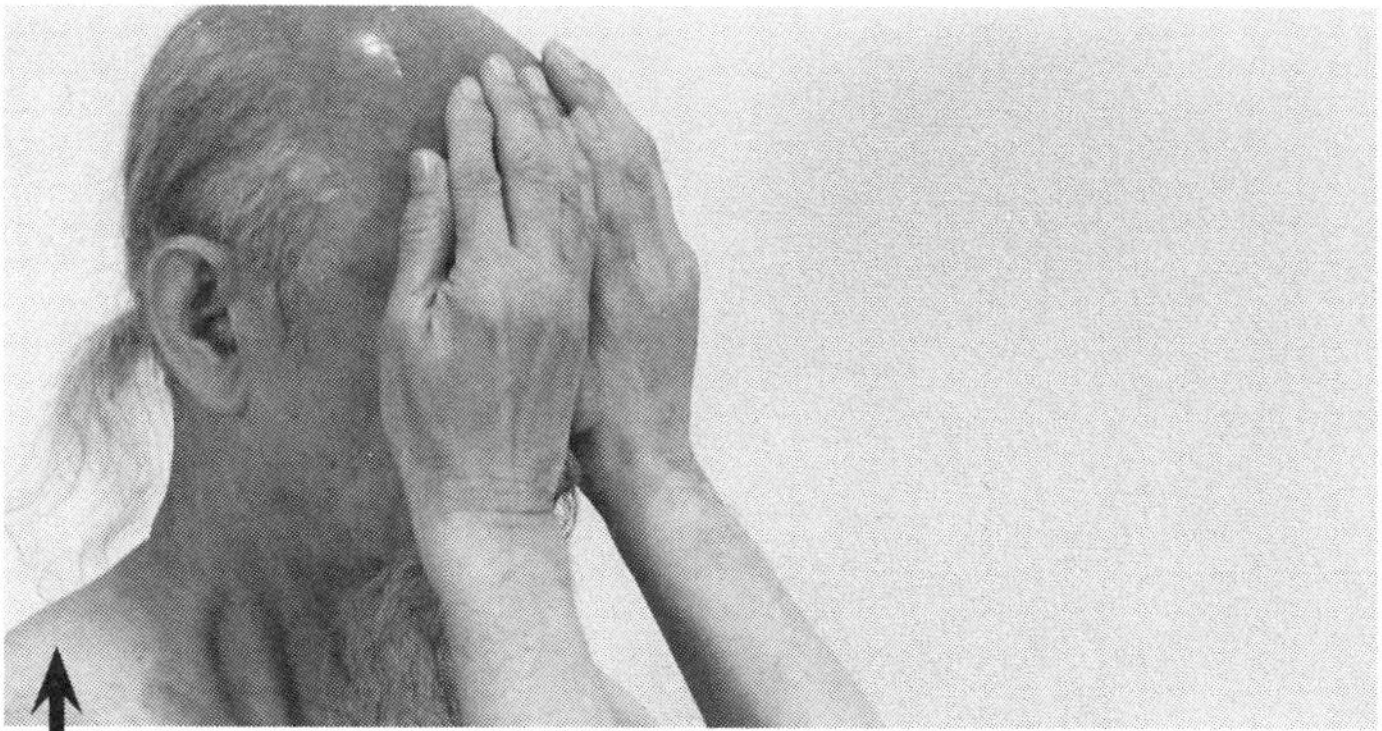

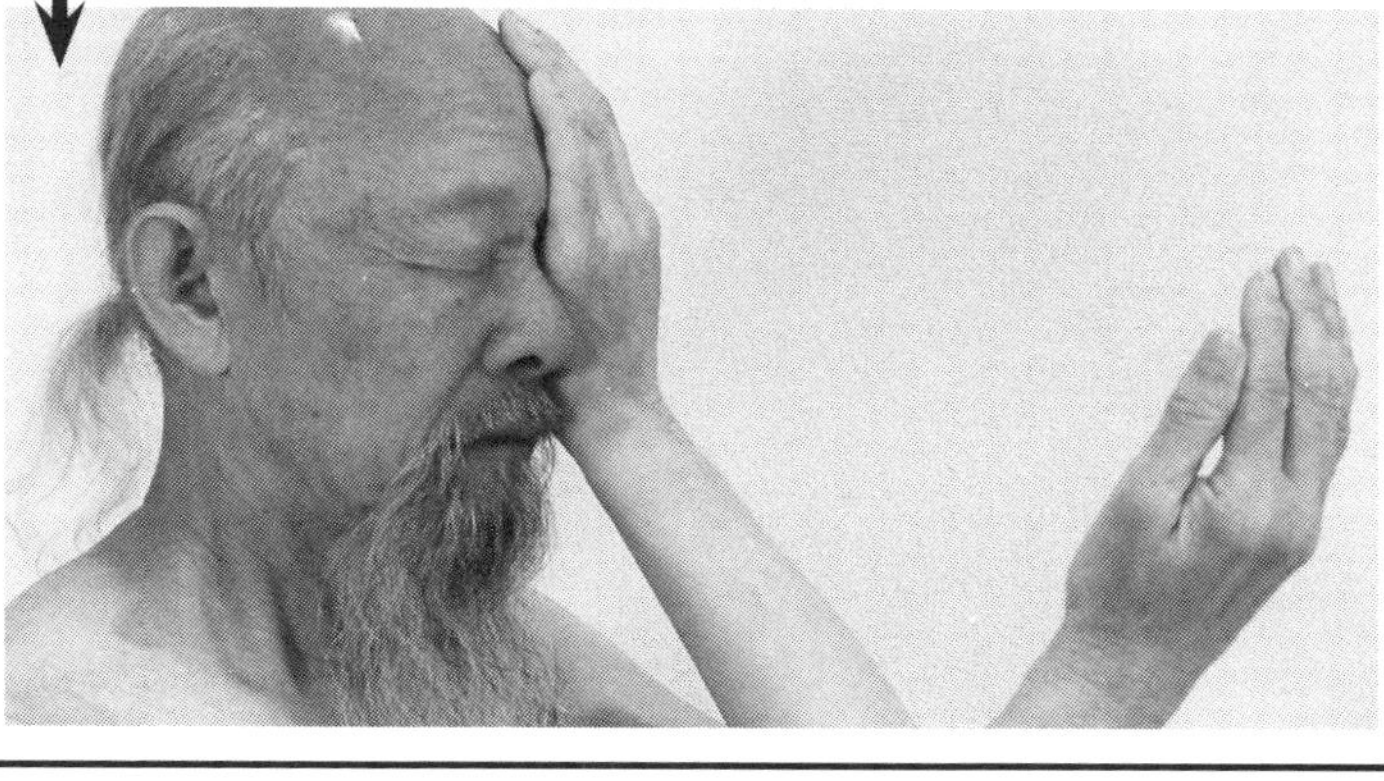

目を閉じた目の前を両手で塞いで、その手を離していったり近づけたりする。

ている画像の端を探るようにします。上下左右斜め上斜め下のすべてをしっかりと捉えるようにします。

練習として眼前を見据えるには、マブタをギュッと閉じて緩めてをすると、いろいろな変化が確認できます。また前述したように、眼球をいろいろな方向に動かしても変化します。そして、目を閉じた目の前を両手で塞いで目隠し状態を作り、そこから、両手を離していったり、近づけたりしても、いろいろな変化が得られます。

そうやって、いろいろな変化を捉える練習をしてください。それをベースとして奥義につながるヒントを１０９頁で後述します。

## 11 戦いの中で活かす

武術や格闘技のレベル向上を目指している人には、この練習が必要不可欠です。なぜなら、対戦相手がいるので、目で相手の動きを確認していては、すでに遅いからです。目を閉じた状態か相手を見てない状態で、かすかなエネルギーを感知し、少しの空気の動きをとらえて対処しなければ、相手に後れを取ってしまうからです。お互いが動き出す前に察知する能力の有無が、勝負

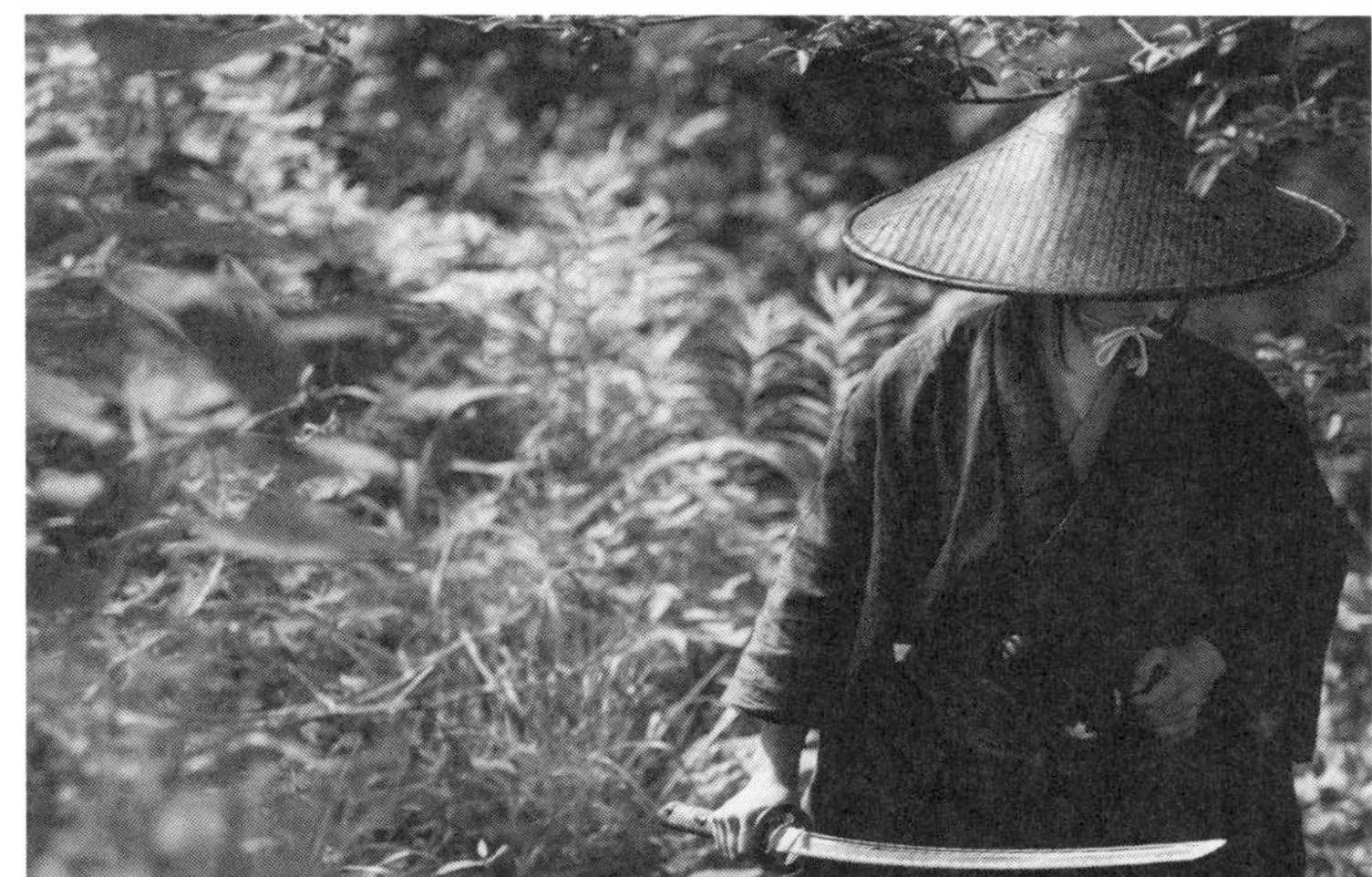

を左右するのです。
目を閉じた状態で、目の前を見据えて現状認識できると、外界の様子をとらえる能力が高まるのです。
真後ろにいる相手に対して、振り向いて見ることなしに、的確に蹴りやパンチを見舞うテクニックを使うプロレスラーがいます。彼らの身体能力は、人間離れしています。ある意味「神わざ」といえるようなテクニックが随所に見られます。また、一対一で30分とか60分を休みなく戦うスタミナは超人的です。
一時期、新日本プロレスのスターとして活躍していた飯伏幸太選手は、そ

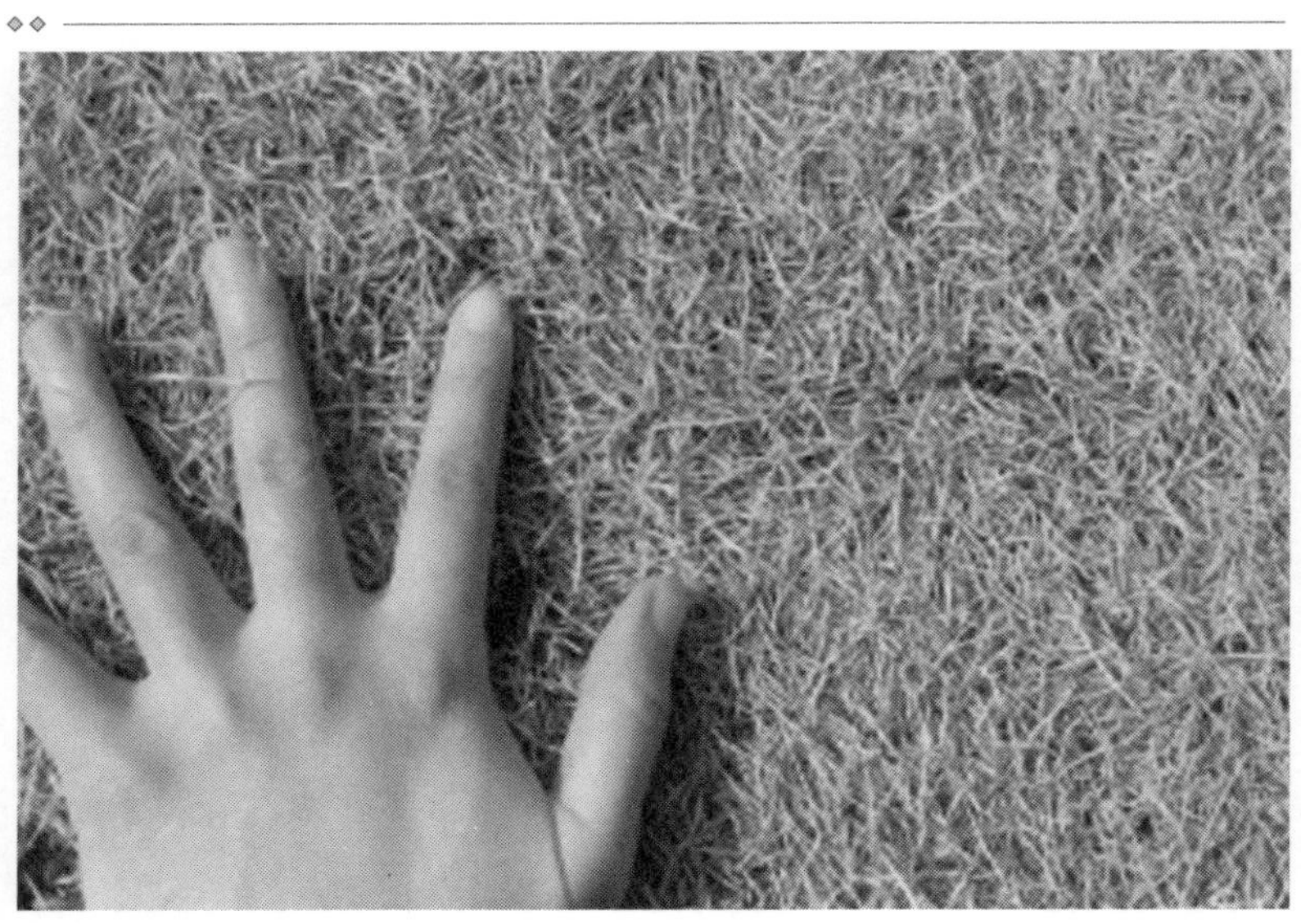

ういう技を多用していました。現在、外人レスラーの中にも、そういう「神わざ」クラスの技を連発する選手が多く見受けられます。

また、バスケットボールやサッカーなどの球技も、相手の動きを察知する能力が必要です。速い展開の動きの中で、一瞬の判断が要求されます。それには目で確認していては遅いのです。その他、勝ち負けを競うものは、目で見えることだけに頼っていては勝ち目がないです。繊細で鋭い観察力が必要なのです。

## 12 大地のエネルギーを吸収する

このひねりのポーズの《行法Ⅰ》《行法Ⅱ》と《行法Ⅲ》《行法Ⅳ》の違いは、片方の手を床につけるという点だけです。しかし、そこに奥義のヒントがあります。その違いの意味合いを、鋭い観察力と感性で見いだせれば申し分ないです。

しかし本書では、なるべく奥義のヒントを文章にしてみようという試みをしていますので、床に手を付けるテクニックの説明をします。

床に手のひらを付ける意味合いは、ヒマラヤの氷河や岩の上で実践するときに、ヒマラヤの大地のエネルギーを取り入れるためです。本の写真は室内なので「床に手のひらをつける」としていますが、ヒマラヤで修行するときは「地面に手のひらをつける」ことになります。手のひらは、エネルギーの出入り口として、ヨーガ行者はいろいろ使い分けています。

ここでは、その使い方を詳細には説明しませんが、手のひらを繊細に使いこなすことが、ヨーガの奥義に直結しています。わたしがガンジス河源流のゴームク（３８９２ｍ）で、ヒマラヤ修行をしていると、インド人の巡礼や観光客、国境警備の兵士などが訪れてきます。わたしのヒマラヤでの修行名は、アーカーシャ・ギリ（虚空行者）です。その訪問者は、アーカーシャ・ギリの祝福を受けに来るのです。

ヒンドゥー教徒にとって、ガンジス河は特別です。ある意味聖地中の聖地なのです。そのスタートポイントのゴームクで修行している行者から祝福を受けることは、彼らにとっては、とてもありがたいことです。当時、そのゴームクで修行している行者は、プラヤーグ・ギリとオーム・ギリとアーカーシャ・ギリ（私）の３人でした。

彼らはわたしの足先に触れる、パーダプージャという、敬意を表した挨拶をします。わたしは彼らの頭部に右手を置き、アーシルワードという祝福を与えるのです。これは主にヒンドゥー教徒の習慣です。ヨーガ行者が大勢の民衆に祝福を与えるときは、右手のひらを民衆の方に向けてかざして祝福します。

大地のエネルギーや宇宙エネルギーを取り入れることが、ヨーガの奥義と関係しています。ヒマラヤで修行するヨーガ行者は、建物の中での瞑想はほとんどしません。岩の上や洞窟内など、基本的に大地と接している状態で瞑想します。なので、手のひらを地面につけることは、重要な要素となっているのです。

瞑想の対象は狭い空間に限る必要はありません。とくに、ヒマラヤで修行するヨーガ行者の瞑想は、全方向に向かいます。宇宙空間にも向かうし、大地奥深くへも向かいます。

その意味で、紹介しておきたい坐法があります。

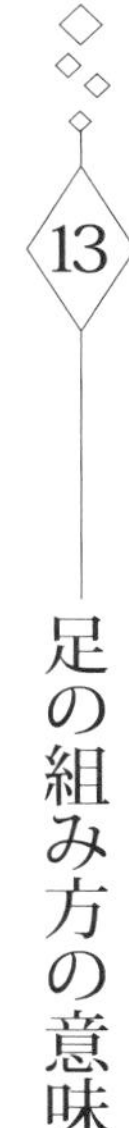

## 13 足の組み方の意味合い

特定の坐法で坐って瞑想するときに、足先の指し示す方向に意味がある場合があります。その代表的な例が、吉祥坐です。幸運を招く、良いことがあるなどの意味合いの「吉祥」を表す坐り方です。足の組み方が、卍（まんじ）の形になるので、逆の組み方はありません。

**吉祥坐（スヴァスティカ・アーサナ　svastika asana）**

スヴァスティカ（svastika）とは「吉祥」「幸運」という意味である。

**《行法》**

① 両足を前に伸ばして座り、足先は少し開く（写真1）。
② 左足を内側に折り曲げて、甲を右足の大腿部の上に乗せる。
③ 右足を内側に折り曲げて、足先を左大腿部と左ふくらはぎの間から入れて足先を床に付ける。
④ 背すじを伸ばし、目を閉じて、ジュニャーナ・ムドラー（智慧の印）を組み、呼吸をととのえて、精神を安定させる（写真2）。

# 吉祥坐
## （スヴァスティカ・アーサナsvastika asana）

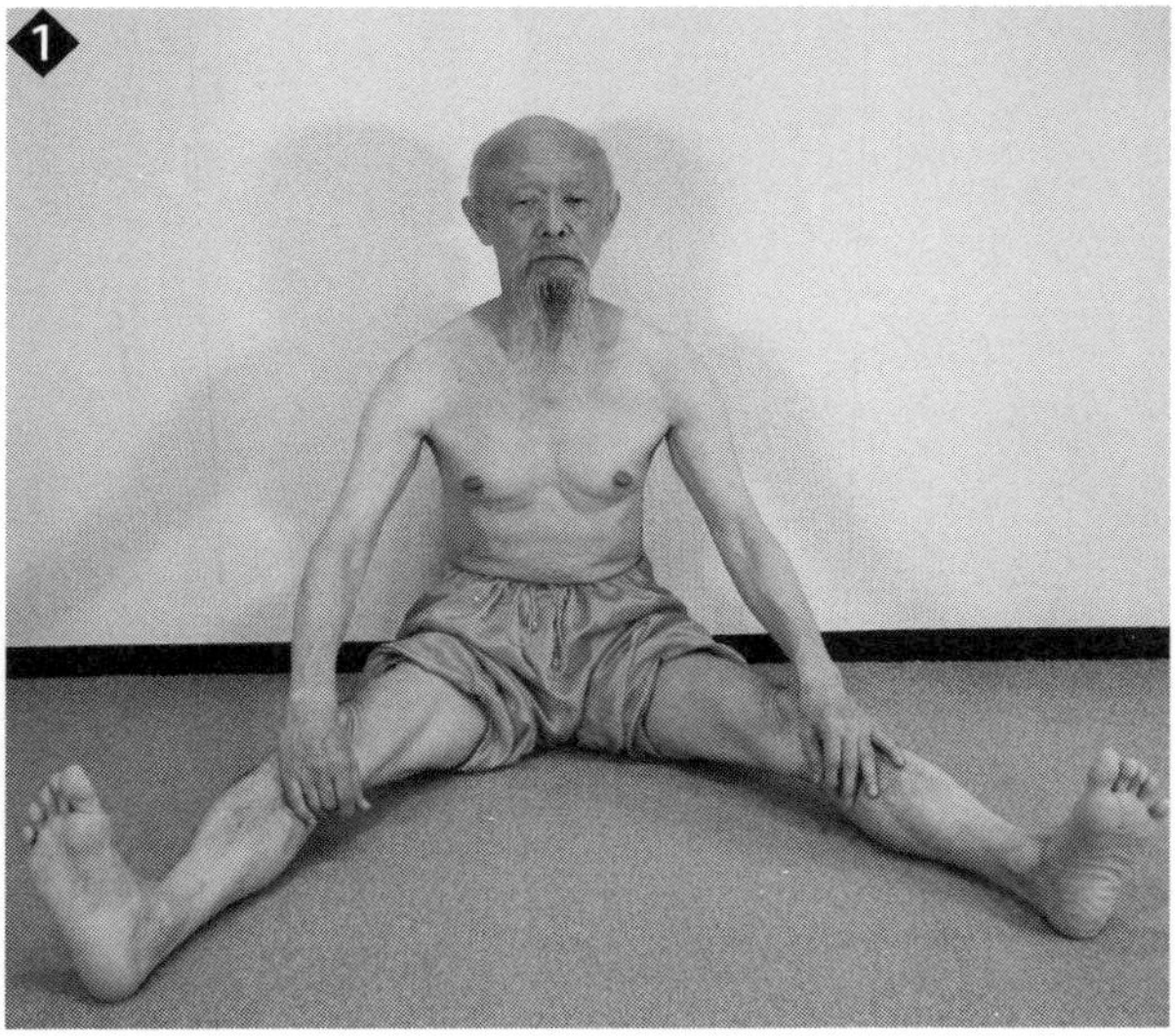

**《行法Ⅰ》**

① 両足を前に伸ばして坐り、足先は少し開く（写真1）。

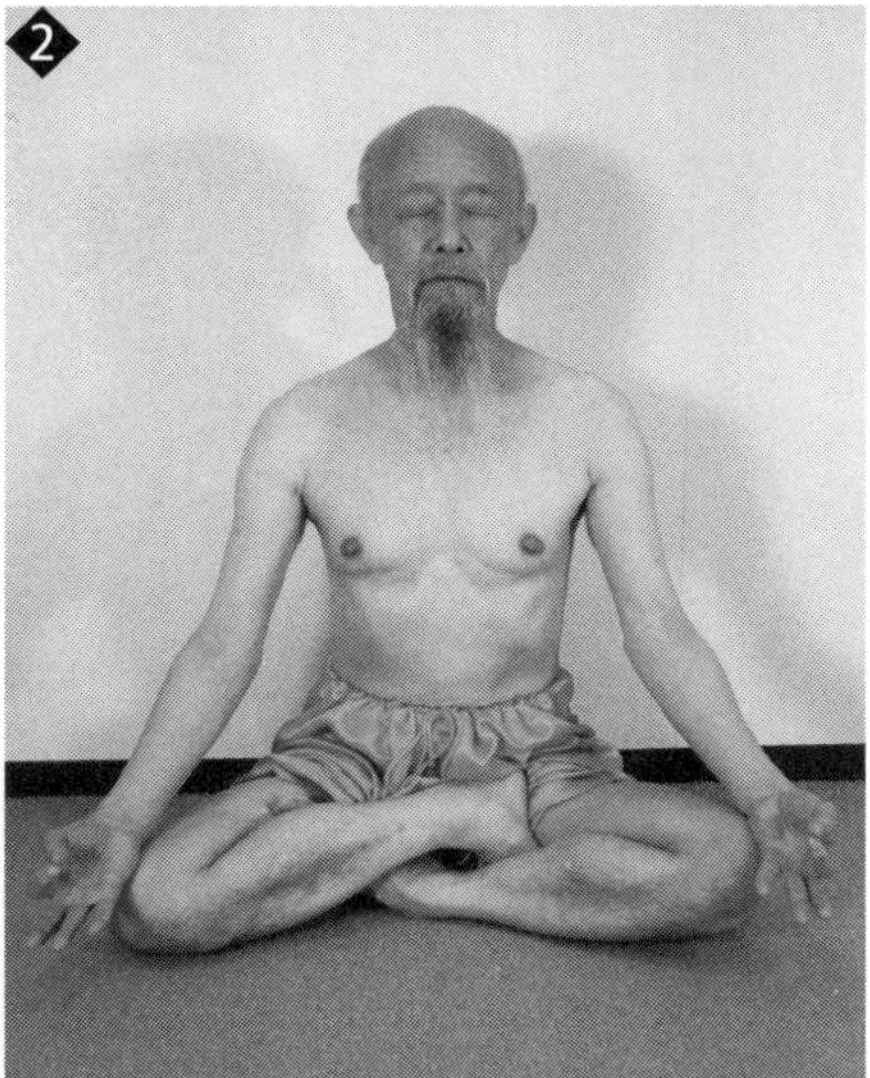

② 左足を内側に折り曲げて、甲を右足の大腿部の上に乗せる。

③ 右足を内側に折り曲げて、足先を左大腿部と左ふくらはぎの間から入れて足先を床に付ける。

④ 背すじを伸ばし、目を閉じて、ジュニャーナ・ムドラー（智慧の印）を組み、呼吸をととのえて、精神を安定させる（写真2）。

1

2

**《注意点》**

右足の大腿部とふくらはぎの間から、左足先がでるようにする。

この坐り方の最大の特徴は、左足先が上を向いていて、右足先が下を向くことです。両足先とも、斜め上と斜め下を向くようにします。卍は真上と真下に向くけれど、そこまでしなくていいです。それよりも、下を向いた右足先は、地面（または床）に触れるようにします。ヒマラヤの岩の上で瞑想するときに、右足先がその岩に触れていることで、大地のエネルギーと一体化します。エネルギー的に一体化するとともに、自分自身の身体も大地と一体化することで、危険な岩の上でも、安定した瞑想になるのです。

また、足で卍の形を取ることで、エネルギーの増幅作用が働きます。この働きを感じられるのは、室内より戸外です。このこともあり、ヨーガ行者は地面と接する戸外で瞑想するのです。その大地のエネルギーの吸収度合いや、吸収したときの体内変化などは、実践して確かめるしかないです。ヒマラヤでなくても、地面に足先が触れる環境であれば、ある程度感じはつかめるでしょう。

足先を上に向けることで得られる宇宙エネルギーを感じるのは、大地より難しいです。体験を積んで得ていくしか方法はないです。そうやって得たものこそ、奥義なのです。

# 奥義・其の壱

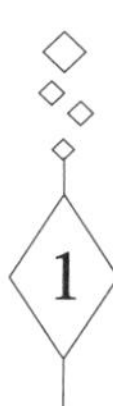

## 手のひらのセンサー

身体の奥義は、坐り方やひねり方や力の抜き方など、いろいろ紹介しましたが、それらを踏まえて、最後に体得すべき「身体の奥義」は手のひらです。食器の汚れをスポンジなどで落としても、汚れが残ることがあります。そのときに、手の指で食器をこすると、汚れが見つかるし、その手の指で汚れを簡単に落とすことができます。ほとんどの食器の汚れは、食器洗剤を使わなくても、手の指だけできれいに落とせます。

これは、手のひらのセンサーのすごさの一部です。

日本人は器用だと言われています。その一つの理由は、手のひらのセンサーにあります。米粒に文字を書いたり、豆本を作ったりと、小さな作業で傑出したものを作り出しています。それには、箸や折り紙を使う文化も関係しているようです。

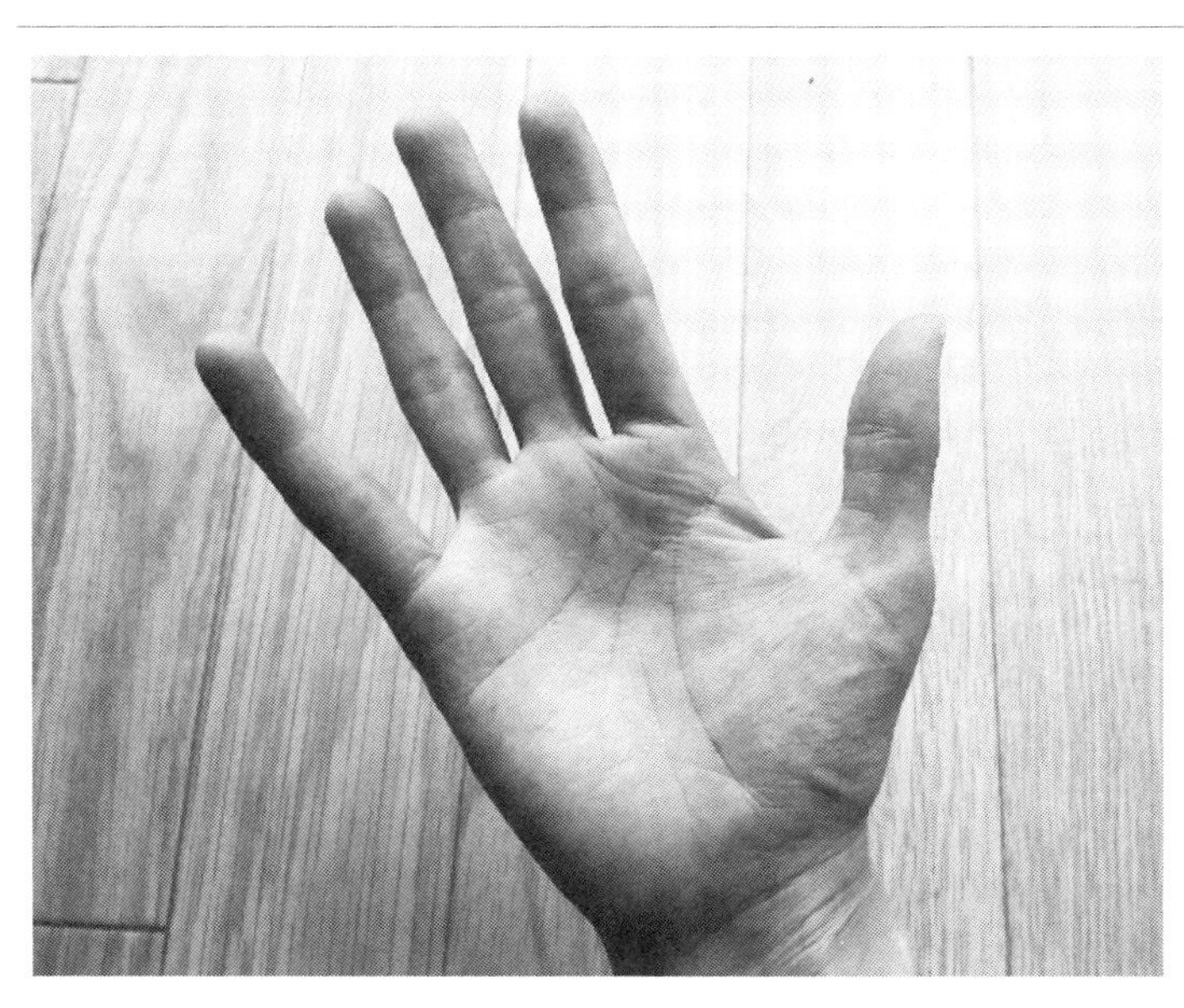

また高精度の光学レンズを作り出すのも、日本は得意分野です。それは職人の指先の繊細さがあるからです。機械で見出せないぐらいのひずみやゆがみを、指先で見つけ出すことができるのが、日本人の職人です。その繊細な指先の技術が、宇宙開発に大きく貢献しているのです。わたしが、手のひらのセンサーに注目したのも、日本人であることが関係しているのかもしれません。

ヨーガ行者は、前述のように右手のひらで祝福を与えたり、手のひらで大地のエネルギーを吸収したりします。手のひらにエネルギーを集めて、ヨーガのポーズを実践すると、クオリティが格段に上がります。

瞑想も手の形によって内容が変わり、手のひらから発するエネルギーによって、安定した深い瞑想状態が得られます。手のひらから出るエネルギーは、奥義を得るには必須です。そのためわたしが実践している「クンダリニー・ムドラー」を紹介します。

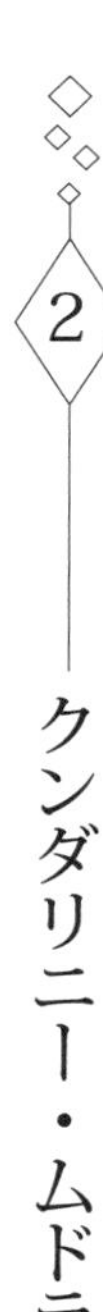

## 2 クンダリニー・ムドラー

この、クンダリニー・ムドラーをわたしが実践するようになった経緯というのは、実はいつからなのかはっきりとしていないのです。気が付いたら実践していたというのが実情です。もちろん誰かから教わったのではないし、何かの文献から見出したのでもないです。気づいたらごく自然に実践していたのです。その意味では、オリジナルのムドラーになるのかもしれないし、どこかから情報が入ってきたのかも知れないです。ただ、間違いなくクンダリニー・ムドラーだというのは、確信しています。

手のひらを上に向けて、両手の指を第2関節で交差するように組みます。下から左手小指・右手小指・左手薬指・右手薬指・左手中指・右手中指と組んだら、人差し指の先端を合わせます（写真1）。そして親指2本で蓋をするようにかぶせます（写真2）。中に隠れている6本の指が体内

# クンダリニー・ムドラー

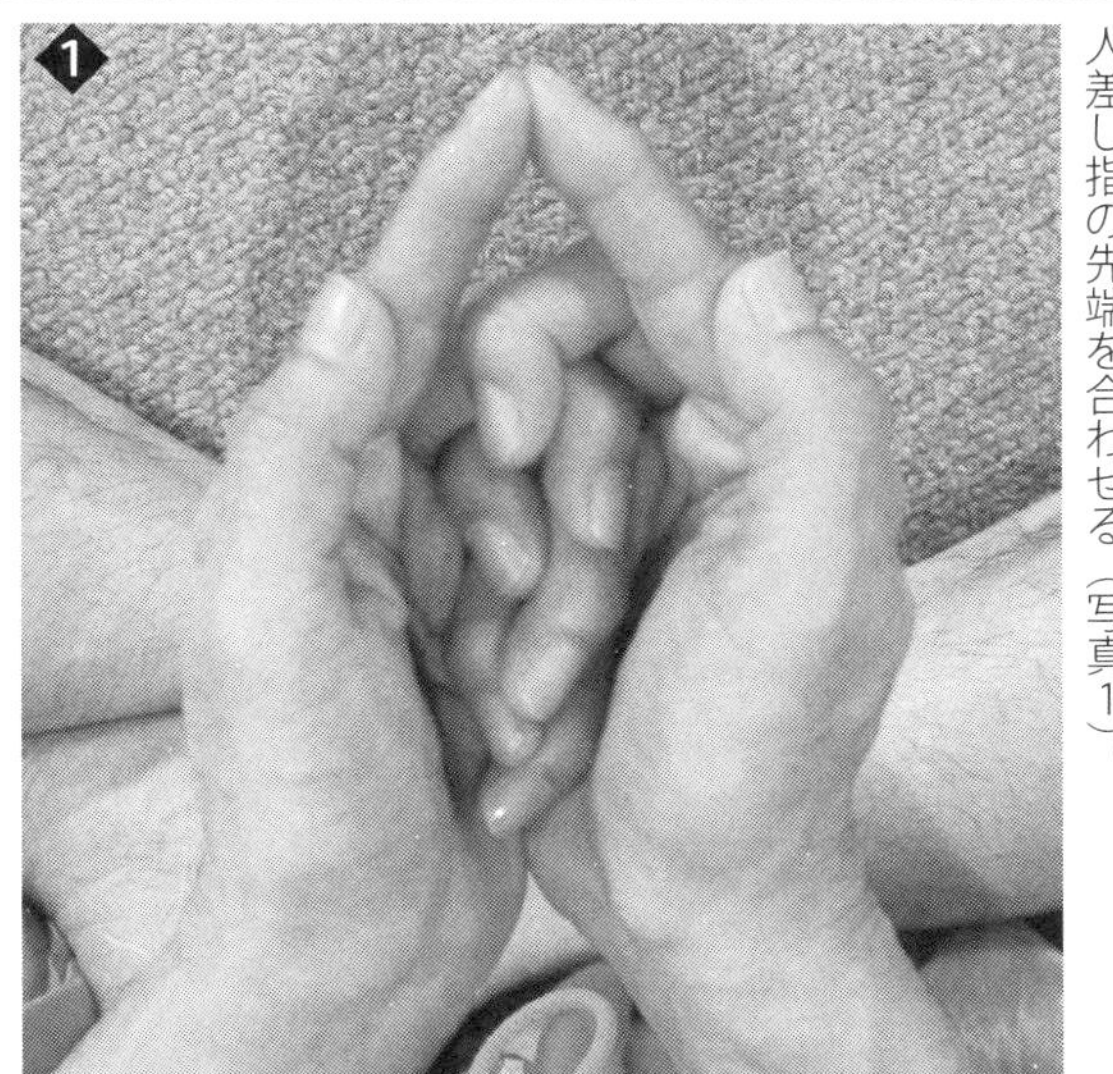


手のひらを上に向けて、両手の指を第2関節で交差するように組む。下から左手小指・右手小指・左手薬指・右手薬指・左手中指・右手中指と組んだら、人差し指の先端を合わせる（写真1）。

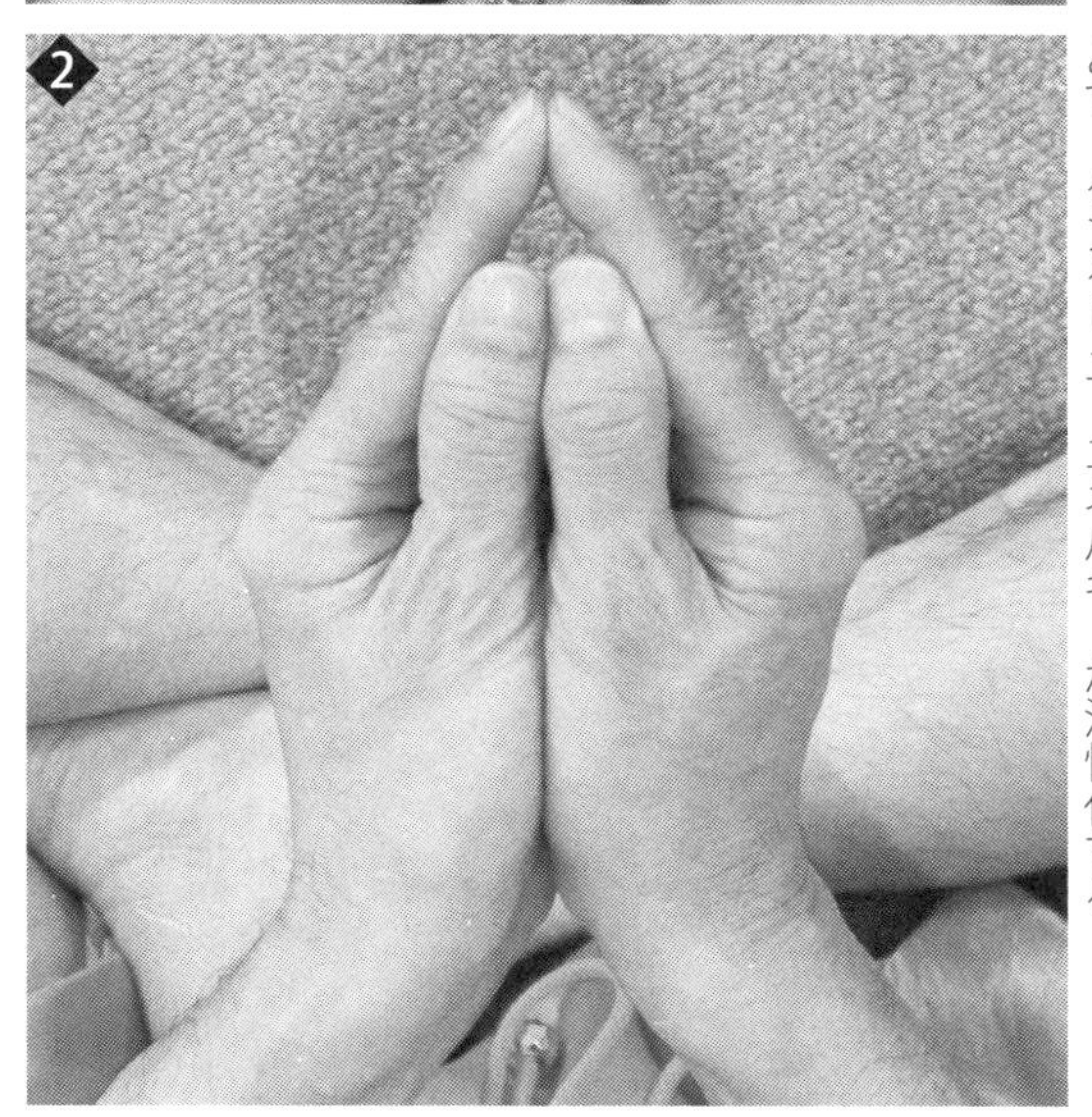


親指2本で蓋をするようにかぶせる（写真2）。中に隠れている6本の指が体内の6つのチャクラ、合わさった人差し指が7つ目のチャクラに相当する。その内包された6つのチャクラを親指で包み込むことで、クンダリニーエネルギーが活性化する。

の6つのチャクラに相当します。合わさった人差し指が7つ目のチャクラです。その内包された6つのチャクラを親指で包み込むことで、クンダリニーエネルギーが活性化するのです。

ちなみに、7つ目のサハスラーラ・チャクラ（人差し指の先端）は体内にはないので、外に出ているのです。このムドラーで得られるエネルギーは、他のムドラーより繊細です。どうして繊細なのかというと、多くのムドラーは手のひらが外向きです。しかし合掌や、忍者が人差し指を立てて組んで「ドロン」と消える手の形などは、手のひらが内向きです。両手のひらが内向きのムドラーは、エネルギーの多くが体内に巡るので、それを繊細に感じ取る必要があります。

その繊細な感性がないと、内向きのムドラーは組んでも、形だけになってしまうのです。このクンダリニー・ムドラーを組んで瞑想することで、奥義を自身のものにするための、非常に大きくて繊細なパワーを得ることができます。そして、そのパワーはあらゆる奥義修得に役立つのです。

# 第2章 呼吸の奥義

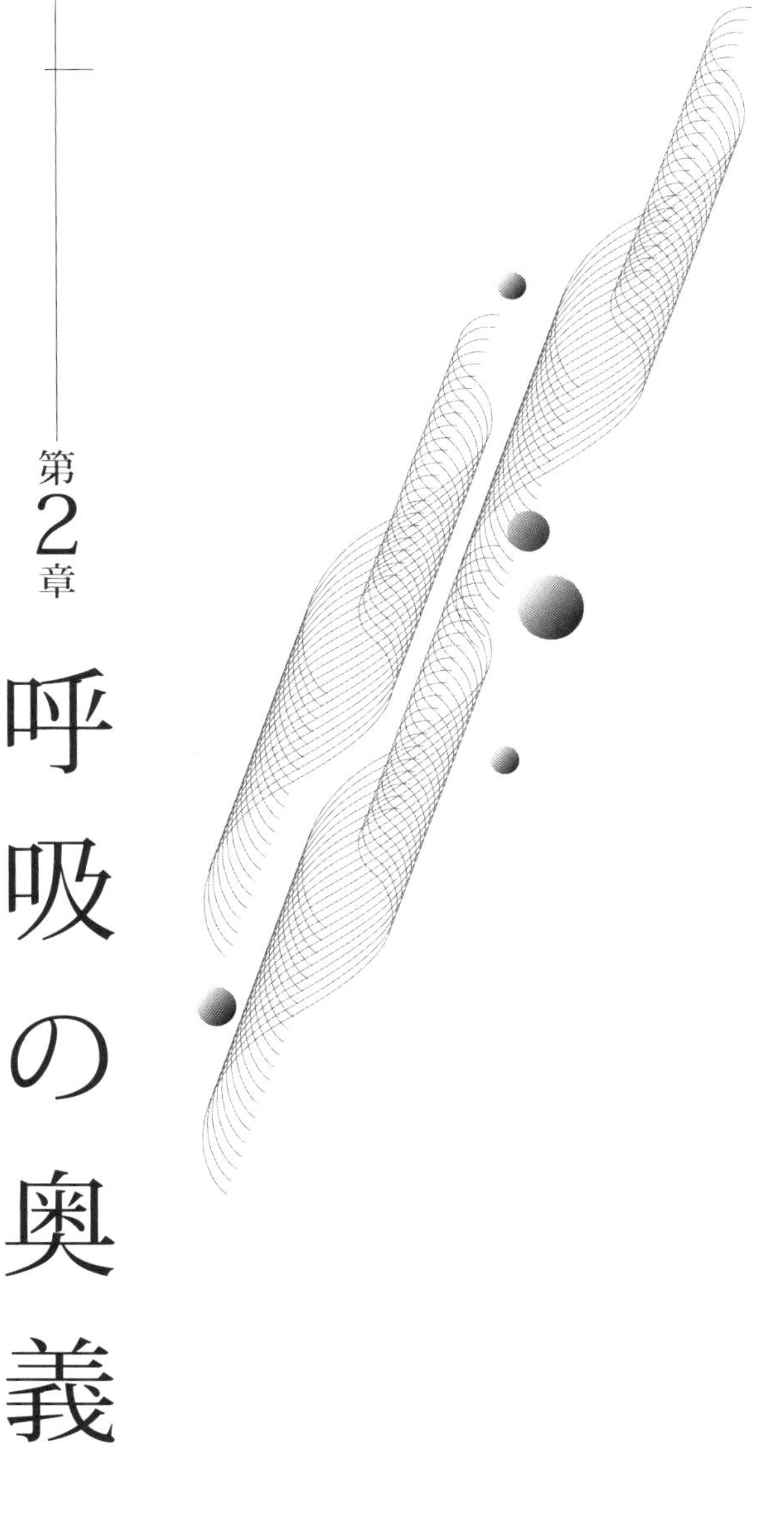

呼吸の奥義は、まず、呼吸していることを意識することです。生まれてから死ぬまで、普通は呼吸を意識しません。もし、意識するとしたら、たいていは緊急事態です。人が倒れていると、まずは息をしているか確かめます。溺れそうになった時や、煙に巻かれた時などは、呼吸を求めます。ヒマラヤなどの高地では、空気が薄く、呼吸困難になります。呼吸に意識を向けることが、呼吸の奥義への入り口です。

## 1 呼吸の奥義は「吐くこと」

ヨーガ呼吸法については、拙著『呼吸法の極意　ゆっくり吐くこと』（BABジャパン刊）で、かなり奥義レベルのことを書きました。それには、入門から極意にあたることまで、書いてあります。

入門から奥義までのレベルは、入門、初級、中級、上級としたり、初段、6段などそれぞれの分野で違います。しかし、極意や奥義を説いた書物に、入門レベルのことは書きません。すでに、

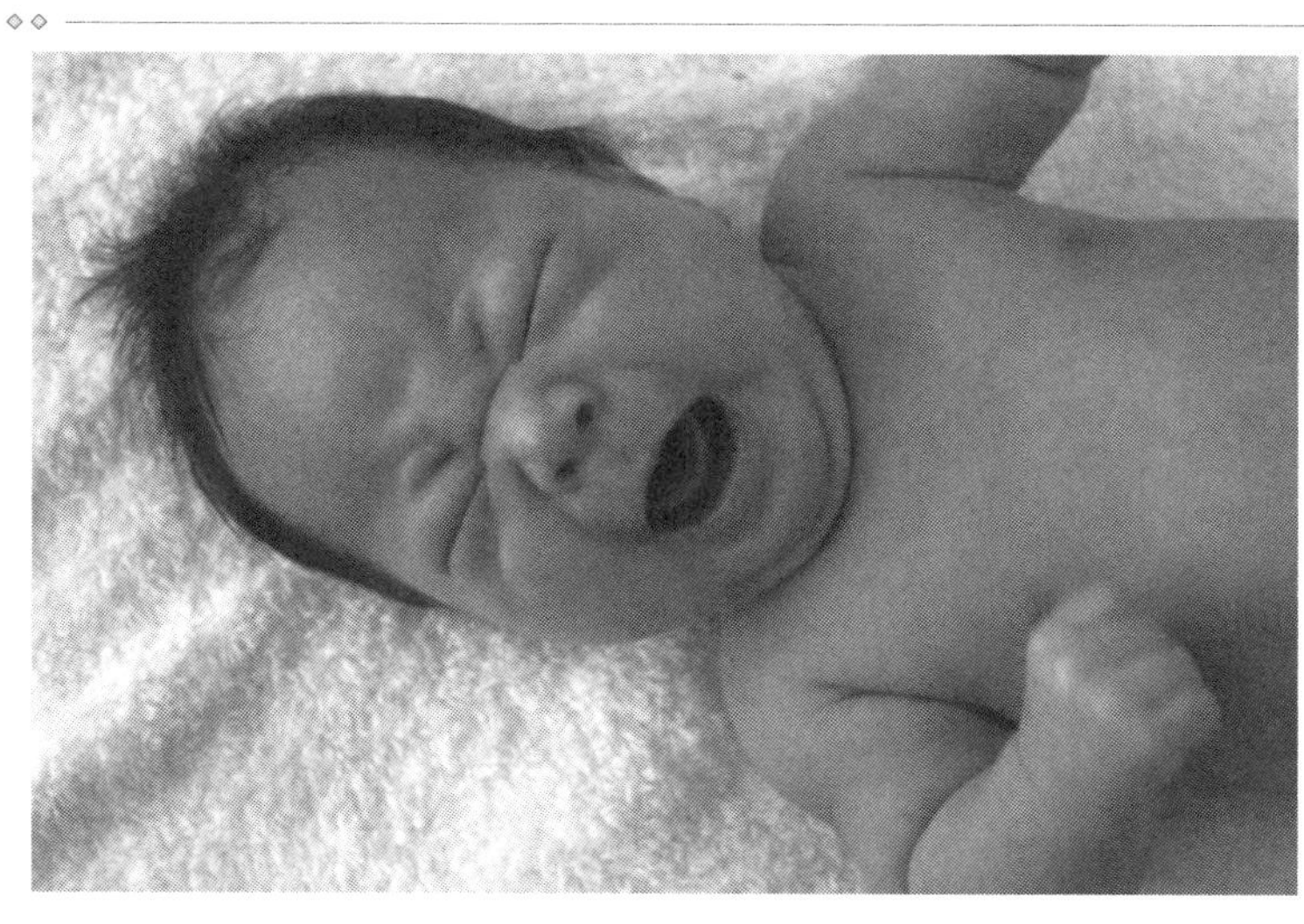

入門や中級、上級のテクニックを会得しているという認識の上で、極意書、奥義書などが書かれるのです。

呼吸法も、拙著にほとんどのテクニックが書かれてあるので、それを参考にしてもらえればいいです。なので、さらに深めるためにここでは少し違う角度から奥義の説明をします。

人は産まれたときから死ぬ瞬間まで「呼吸」をしています。産まれた瞬間に元気に「オギャー」と産声を上げます。これが、人生最初の呼吸です。つまり、息を吐くことで人生が始まるのです。呼吸法奥義のヒントがここにあります。生きている間は、息を「吐き続ける」のです。もちろん吐くだけでは呼吸になりません。吐いた分吸う必要があります。

ここで重要なのは､呼吸は｢吐くこと｣が主体であり､｢吸うこと｣は補助動作だということです。だから、呼（吐く）吸（吸う）という順序で、呼吸という言葉が成立しているのです。阿吽の呼吸も同じように阿（吐く）吽（吸う）という意味合いが含まれています。

余談ですが、「息を引き取る」といって、人生の最後に一息「息を吸って」終えるのです。息を吐くことから人生が始まり、息を吸って人生を終えます。さらに余談ですが、最期に吸った息はどうなるかというと、来世で産まれる時の、最初の一吐きになるのです。これは、あくまでも輪廻説を踏まえての話です。

## 2 世界記録と奥義

何の分野でも、初めて何かを成し遂げた人は、ある意味で奥義を得たといえます。これまでだれも成し遂げられなかったことを、成し遂げるには、奥義レベルのテクニックが必要です。ただし、そのあとに続く人は、先人のテクニックがあるから、成し遂げやすくなるのです。

1976年11月23日にジャック・マイヨール氏が、人間には不可能だとされていた水深100

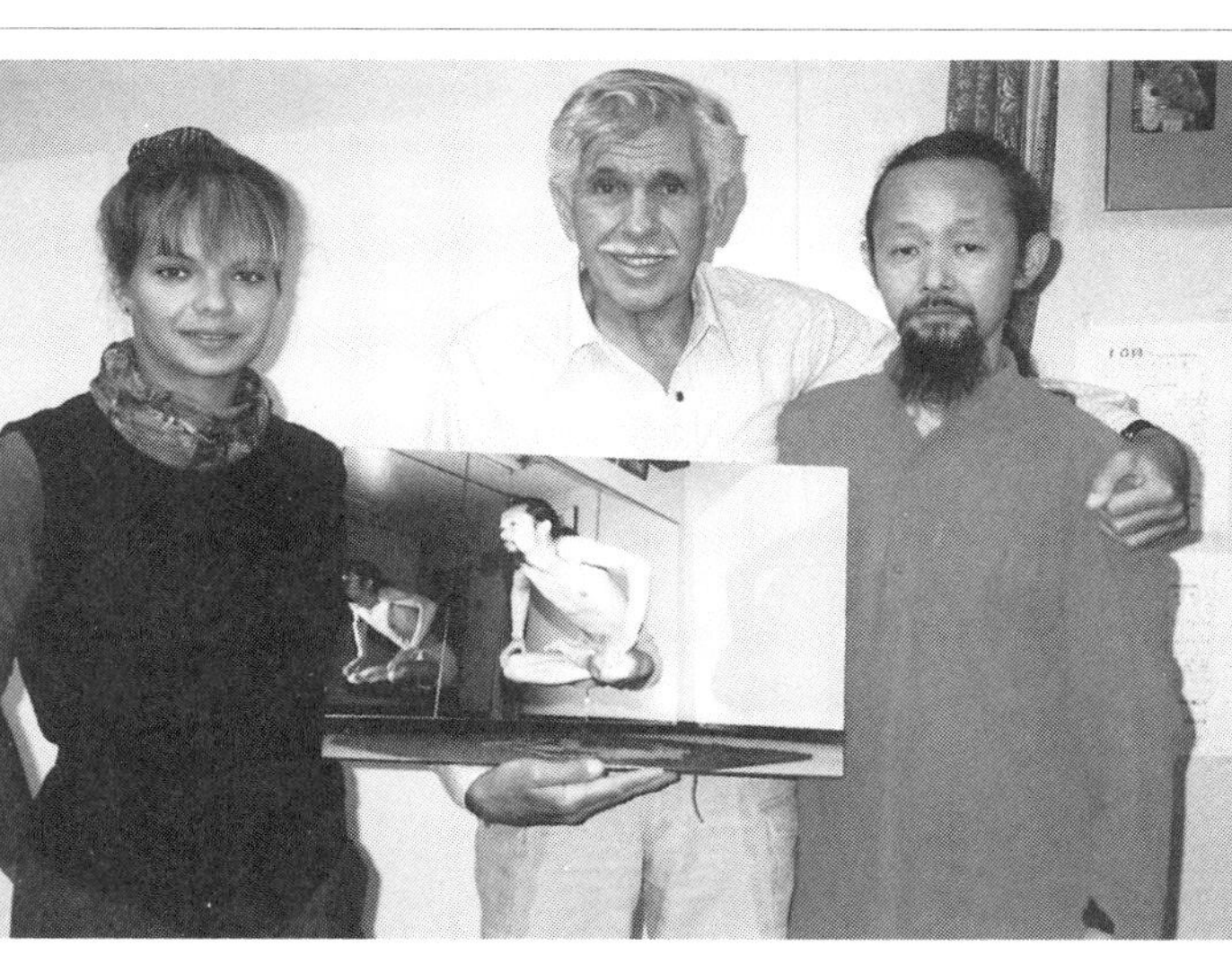
世界で初めて100メートルを超える素潜りに成功したジャック・マイヨール氏と。（1993年）

メートルの閉息潜水（素潜り）世界記録を達成しました。このときは総潜水時間が3分40秒かかっています。

そして1983年10月19日、56歳のジャック・マイヨール氏が、総潜水時間3分50秒をかけて水深105メートルの世界記録を達成しました。潜水時間を長くするためには、バストリカー・プラーナーヤーマ（ふいご呼吸法）で、体内を過酸素状態にして潜水を開始します。そうすると、潜水時間を増やすことが出来ます。おそらく、現在のフリーダイバーの人たちも、そのテクニックは使っていると思います。

ジャック・マイヨール氏はヨーガの呼吸法や瞑想法、逆立ちなどをマスターし、精神力、集中力を高めた結果、この世界記録が達成できたのです。

その関係で彼は1993年10月にわたしを訪ねてきました。何度か会いヨーガの話や呼吸法の話などで盛り上がって親しくなったのですが、残念ながら2001年12月に他界しました。

彼が最初に水深100メートルの閉息潜水（素潜り）世界記録を達成してから、7年間その記録が破られないで、それを破ったのもまた彼だったのです。

その後いろいろな人が出てきて、記録は塗り替えられ続けていますが、やはり、最初に記録を作ったジャック・マイヨール氏は、奥義を得ていたといえるでしょう。

棒高跳びで「鳥人」と呼ばれた、セルゲイ・ブブカ氏は、1985年7月に世界で初めて6メートルを超える記録を出して、それ以来、毎回1センチずつ高さを上げて、世界記録を何度も更新し続けました。世界陸上では6度金メダルを獲得しました。

1994年に記録した6メートル14センチは、2020年9月に破られるまで、26年間、誰にも超えられない世界記録だったのです。

彼は、棒を持ってスタートする寸前に前髪に息が当たる、勢いのいい瞬発的な呼吸をしています。これは、カパーラバーティ・クリヤー（頭蓋光明浄化法）というテクニックです。ヨーガの呼吸法テクニックを、教わってはいないだろうけれど、自然に使っているのです。

このセルゲイ・ブブカ氏の棒高跳びの技は、まさに「奥義」といえるものです。

◇◇

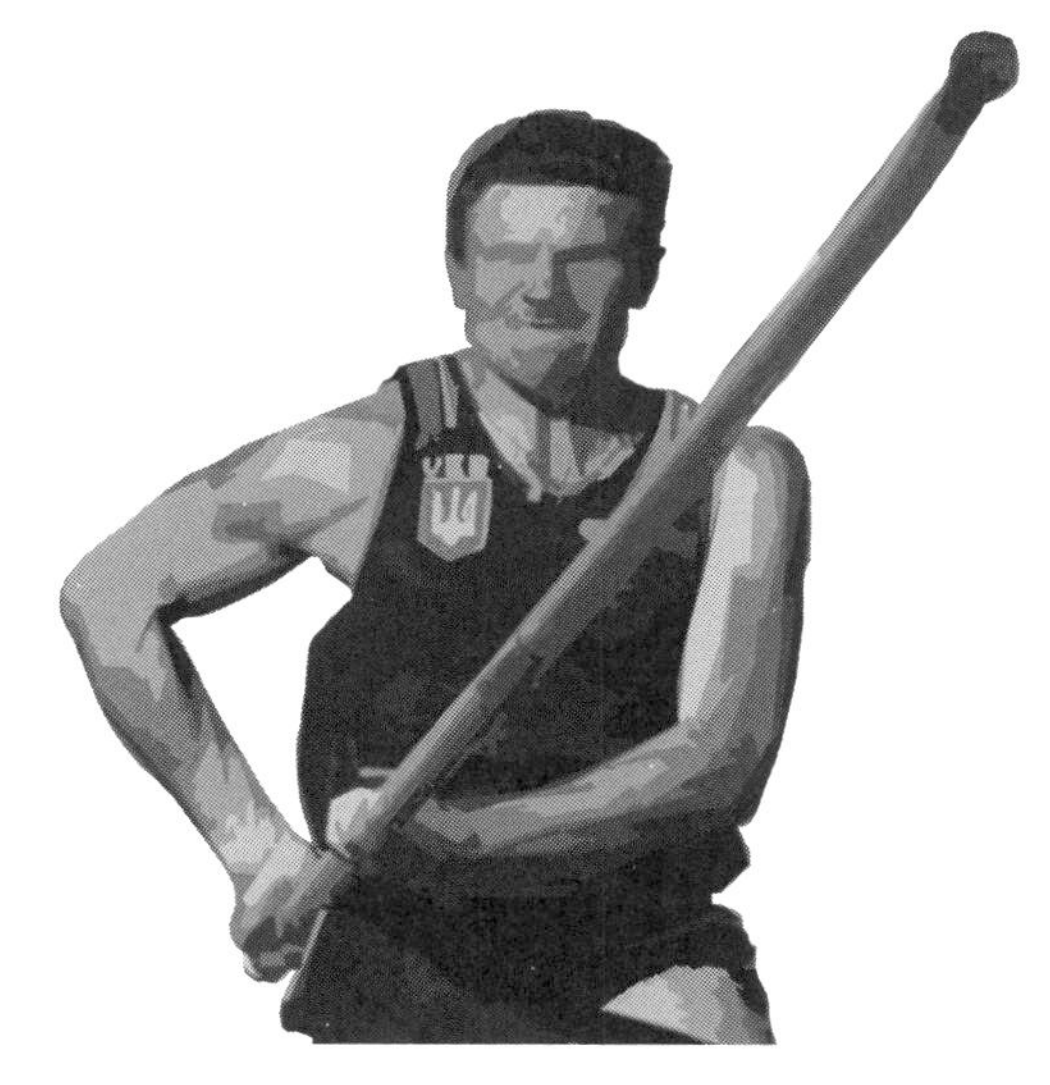

１００メートル走は陸上競技の華です。世界最速の男と呼ばれたウサイン・ボルト氏は、２００８年5月31日に9秒７２を記録しました。それまで人類は１００メートル走で10秒を切ることはできないとされていたのを、初めて破ったのです。その翌年２００９年8月16日に9秒５８を出し、その記録は13年以上経過した現在も破られていません。

ウサイン・ボルト氏の記録が13年以上破られないというのは、セルゲイ・ブブカ氏の場合と同じように「奥義」レベルといえます。

## 3 心臓の鼓動をコントロールする法

ハタ・ヨーガは、肉体をコントロールすることから、ムクティ（解脱）に至ろうとする流派です。前屈したり、ひねったり、逆立ちをしたりという具合に、いろいろな姿勢を取ることで自分の身体をコントロールします。ウッディーヤナ・バンダという、内臓を引き上げるテクニックや、ナウリ・クリヤーという、腹直筋を自在に操作するテクニックなどもあります。

内臓も含めて、自分のすべてをコントロールするのが、ハタ・ヨーガという流派です。その中で、心臓の鼓動をコントロールするテクニックがあります。わたしが、そのテクニックを知ったのは、FIRST STEPS TO HIGHER YOGAという本です。スワミ・ヨーゲーシュワラーナンダ氏の著書です。

インドのリシケーシュに「ヨーガニケタン」というアーシュラム（道場）があります。そのヨーガニケタンには、わたしも何度か訪問しています。ただ、ヨーゲーシュワラーナンダ氏と、直接会うことはなかったです。その彼の著書の中にフリダヤスタンバ・プラーナーヤーマ（心臓の鼓動をコントロールする呼吸法）というものがあります。

◇◇

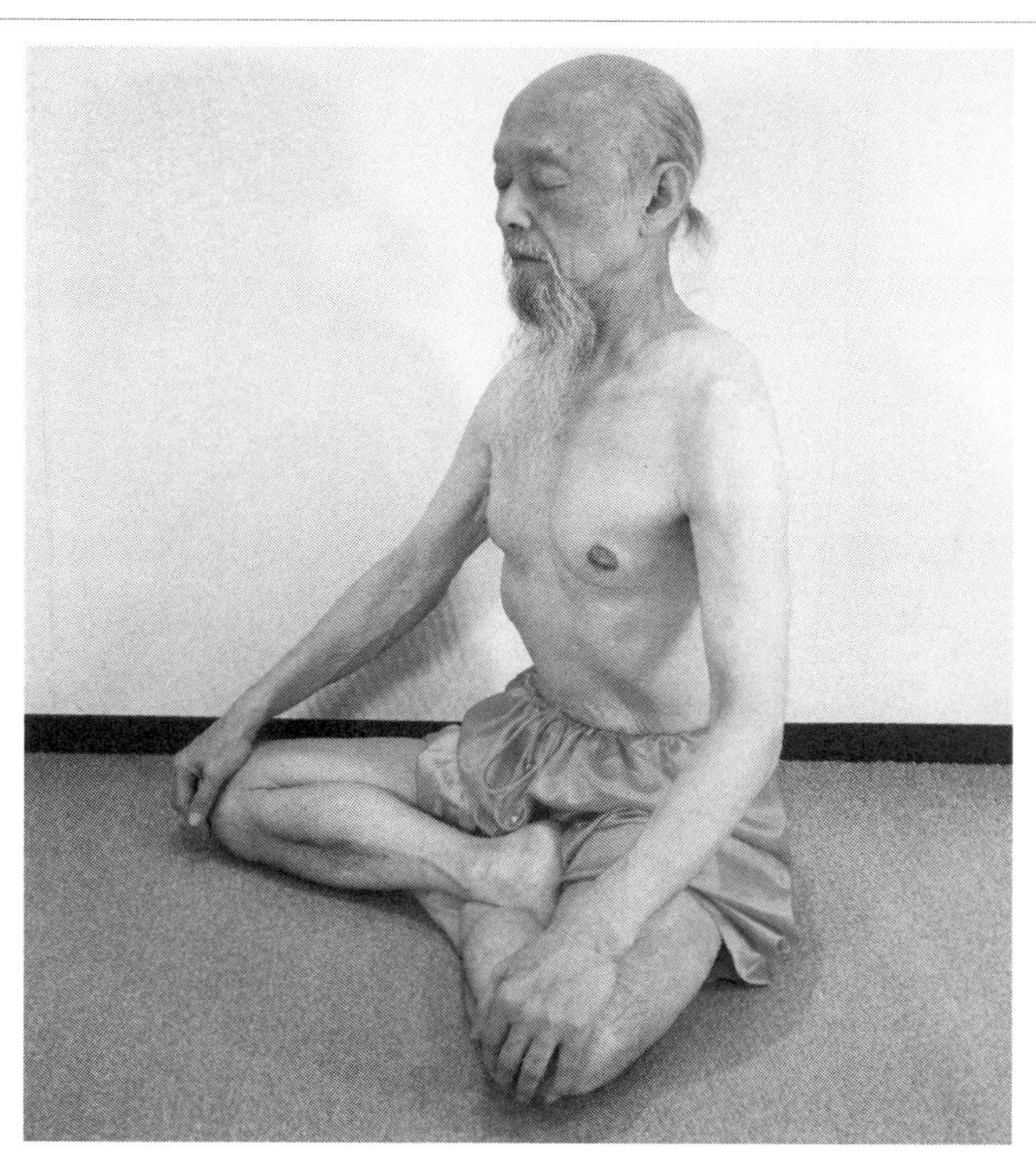

彼は、心臓の鼓動をゆっくりにして行って、最期には鼓動が感じられないぐらいにするというのです。そのテクニックを手探りで試してみました。すると、ある程度はゆっくりになるのですが、鼓動が感じられないぐらいには、どうしてもなりませんでした。

確かに心臓の鼓動と呼吸は関係があります。たとえば１００メートルダッシュすると、鼓動が早くなり、呼吸も早くなります。一方、睡眠状態になると、呼吸も鼓動もゆっくりになります。

このことから、瞑想を深めていって、睡眠状態とほぼ同じぐらいにすると、鼓動はゆっくりになります。しかし、わたしの場合は鼓動が感じられないぐらいにはなりませんでした。

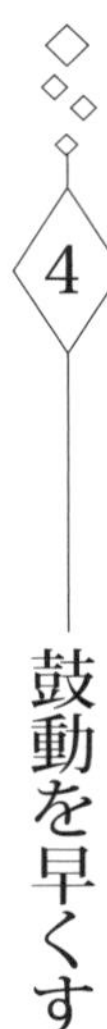

## 4 鼓動を早くする

そこであきらめれば、それまでですが、わたしは、今度はその逆に鼓動を早くする方法を試してみました。すると、1分以内に心拍が倍ぐらいになりました。それと同時に、表面的に感じられる拍動は、小さくなったのです。ゆっくりしていったときには、一つひとつの拍動が、はっきりとして強くなったのですが、今度は逆に、拍動は小さくなったのです。

ということは、さらに続ければ、拍動は小刻みになり、最終的には鼓動が感じられないぐらいになるだろうと想像できました。そして、それを試してみると、想像通り、心拍はほぼケイレン状態になり、拍動が感じられなくなったのです。その状態が30秒ほど続いて、少しずつ鼓動は戻ってきました。

ヨーゲーシュワラーナンダ氏とは逆のテクニックですが、心臓の鼓動を限りなく停止状態に近

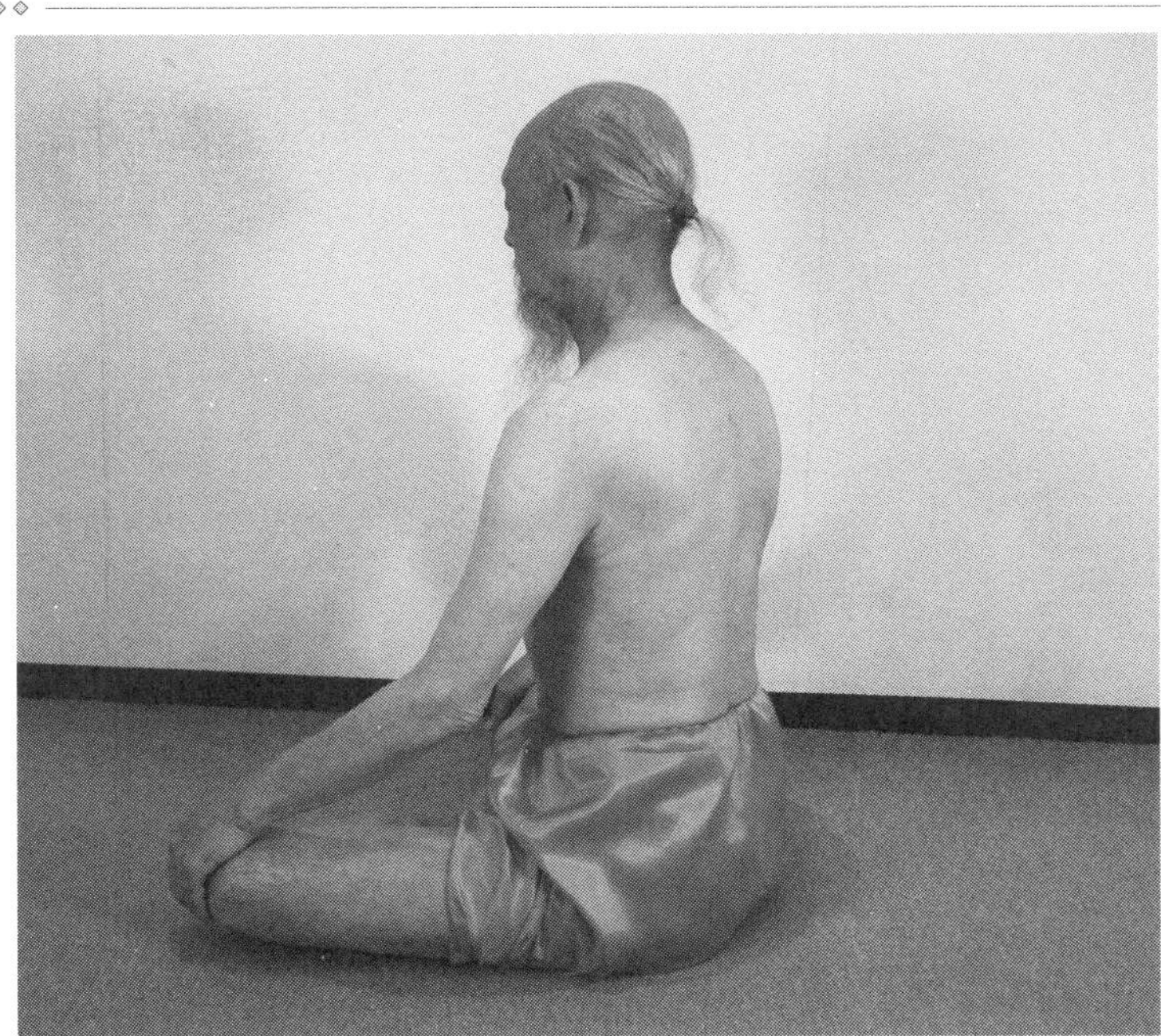

づけられたので結果的には成功だと思います。その奥義レベルのテクニックを紹介しますが、生死の境目のテクニックだという理解をして、読んでください。心臓の鼓動が停止寸前ということは、すでに生死の境目です。それを自分のコントロール能力で戻してくるのです。

## 5 肛門を引き締める

わたしが使うテクニックは、ムーラバンダ（肛門の引き締め）です。ヨーゲーシュワラナンダ氏は呼吸法を使って鼓動をゆっくりしていきました。わたしはヨーガのバンダ（引き締め）というテクニックを使いました。

なので名称としては、フリダヤスタンバ・プラーナーヤーマ（心臓の鼓動をコントロールする呼吸法）ではなく、フリダヤスタンバ・ムドラー（心臓の鼓動をコントロールする技法）ということになります。

そのテクニックをそのまま使うと、シャクティチャーラニー・ムドラー（クンダリニー覚醒技法）になります。最初は肛門を引き締めて、それを持続させます。それは。初心者レベルだと、3秒間も続けられないです。10秒以上続けられるようになるには、おそらくムーラバンダを100万回ぐらい練習する必要があります。

100万回という数字で驚く人もいますが、そんなに多い回数ではないです。1秒に1回のムーラバンダならば、1時間続ければ3600回になります。そうすると3時間で10800回になるので、間に休みを入れながらでも、一日1万回は楽にできます。そうすると、100万回は、100日でクリアすることになります。奥義レベルの話なので、3か月で超えられる程度のムーラバンダ100万回は軽くクリアできるとして、その先のテクニックの話を続けます。

わたしがムーラバンダをかけ続けると、30秒から1分以内に、心拍が約2倍ぐらいに早くなります。これは以前駒澤大学でそうなる実験を、わたしがしています。座ったままで心拍が2倍に

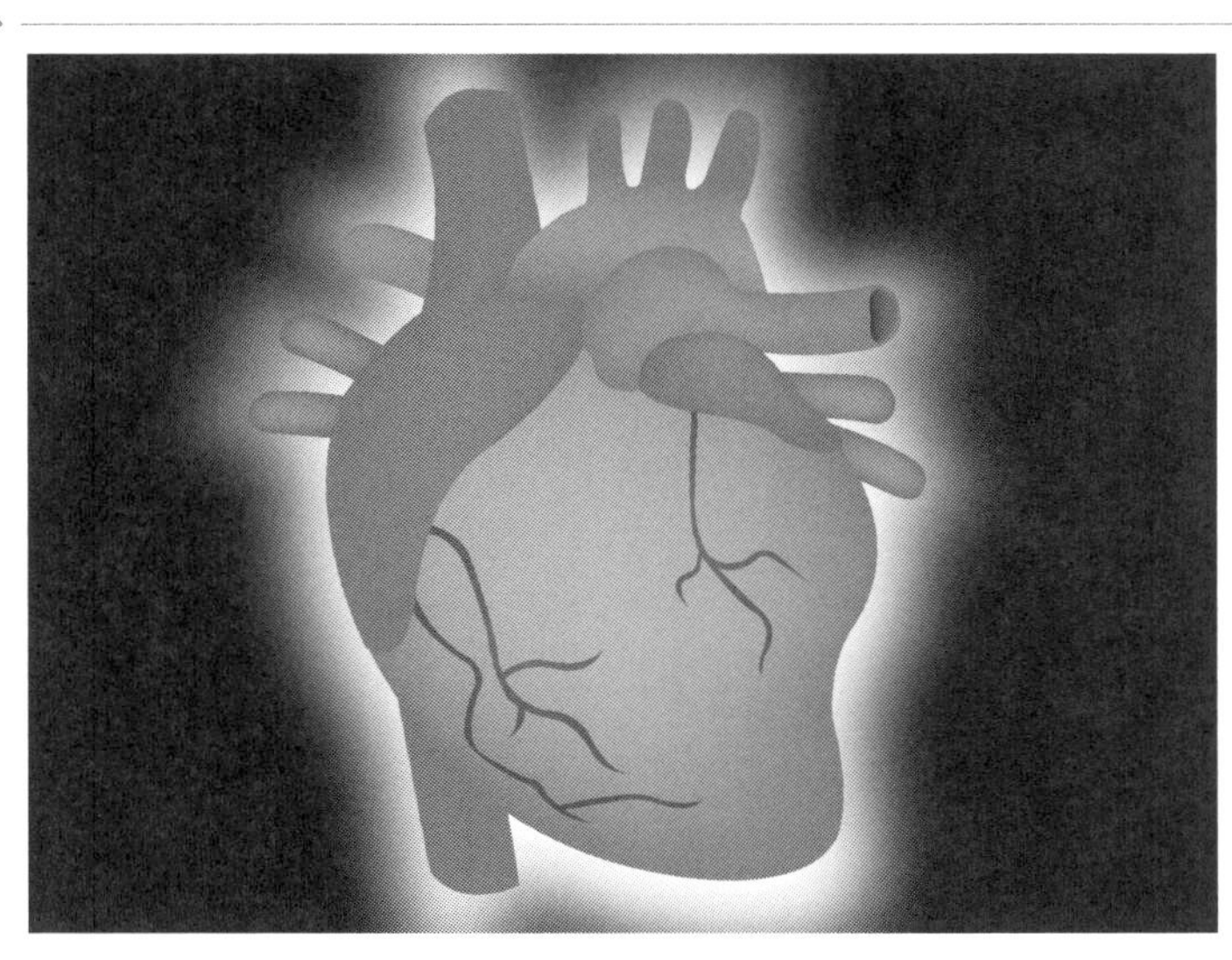

なることに立ち会った大学関係者は驚いていました。そのテクニックはムーラバンダなのですが、そこでは説明せずに終えました。そこから先の心臓の鼓動を停止寸前の微細動にもっていくのは、計測機械の許容範囲を超えていたため、計測不能ということで終えました。

当時と現在では、計測機器の性能が違うでしょうから、現在ならば計測できるのかも知れません。しかし、わたしは当時数年してから、このテクニックは自分の中で完成したと納得して、それ以来実践はしていません。心臓停止ギリギリのテクニックなので、これから再開するつもりはありません。

## 6 停止寸前の鼓動

さて、もう少し奥義レベルの話を続けます。心拍が約2倍になってからのことです。ここからテクニックは繊細さを増します。

ムーラバンダをかけつつ、心臓周辺の筋肉に意識を向けて、心臓全体に圧をかけていきます。たぶんこのテクニックは、通常はできないと思います。これができるようになるには、その前にいくつかの高度なテクニックを身につける必要があります。以下、その身につけるべきテクニックが掲載されている拙著（ＢＡＢジャパン刊）です。

**ウッディーヤナ・バンダとナウリ・クリヤー**（『ハタ・ヨーガ完全版２１８頁参照）

**体内呼吸法と高度な体内呼吸法**（『クンダリニー・ヨーガ』94頁参照）

そして、圧のかけ方ですが、繊細に心臓に圧をかけます。ふくらました紙風船をつぶさないように両手で包み込むような感じです。手のひらにフワッと乗ったシャボン玉をつぶさないようにする感じとも言えます。

その繊細な圧がきれいにかかると、鼓動は少しずつ細かな拍動になっていきます。その操作は、すべて意識だけです。外圧をかけるのではないので、物理的な力が入ると失敗です。意識をフル活用します。そのための練習として身につけたいのが、131頁で紹介する、手のひらの表皮を動かすテクニックです。

そうして心臓に繊細な圧をかけるけれど、ムーラバンダは物理的な力を使っています。下半身（物理的力）と上半身（意識圧）で、まったく別のアプローチをするのです。そこが難しいところです。しかしこういうテクニックは熟達したヨーガ行者の得意分野なのです。そしてそのテクニックの先に奥義が待っているのです。

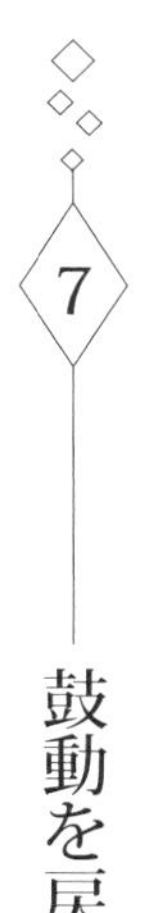

## 7 鼓動を戻す

鼓動が感じられないぐらいのケイレン状態が数十秒経過したら戻すのですが、それをリードするのが、ムーラバンダです。肛門に入っている力を少しずつ抜いていきます。力が入っている状態から、抜けるまでを、30秒以上かけます。

文章にすると簡単そうですが、30秒以上かけて力を抜くというのは、それだけでかなり難しいテクニックです。試しにグッと力を入れて、握りこぶしを作ってください。その力を少しずつ抜いていき、30秒以上かけて力の抜けた状態に戻してみてください。たぶんその前に力の抜けた状態になってしまうでしょう。

30秒後に手のひらが開いていたら、ある程度力が抜けてから、逆に開くための力が入ってしまっているのです。そのことを含めて、力を抜くことの難しさに気づくのは、観察力です。30秒間均等に力を抜き続けるというのは、奥義レベルのテクニックです。

ケイレン状態の鼓動をしっかりとした心拍に戻すのは、蘇生することと同じです。その間に、意識を失ったり、コントロールできなくなったりするようなら、最初からこの技法にはトライするべきではないです。命を落とす寸前でも、はっきりとした認識力を持って、自分の状態をコントロール下に置いておく必要があるのです。

このことは、マハーサマーディ（偉大な悟り）を得ることと同じです。ヨーガ行者は、自分のすべてをコントロール下に置けるように修行しています。その中で、最もコントロールが難しいのが「死」です。それさえもコントロールして、自分の意志で、自分の決めたときに「自然死」をするのが、マハーサマーディなのです。そこまでできるレベルの、コントロール能力を持って、30秒を過ぎたあたりから正常な心拍数に戻ってきます。

ここまで読んで理解してもらえたと思いますが、もし、このフリダヤスタンバ・ムドラーを実

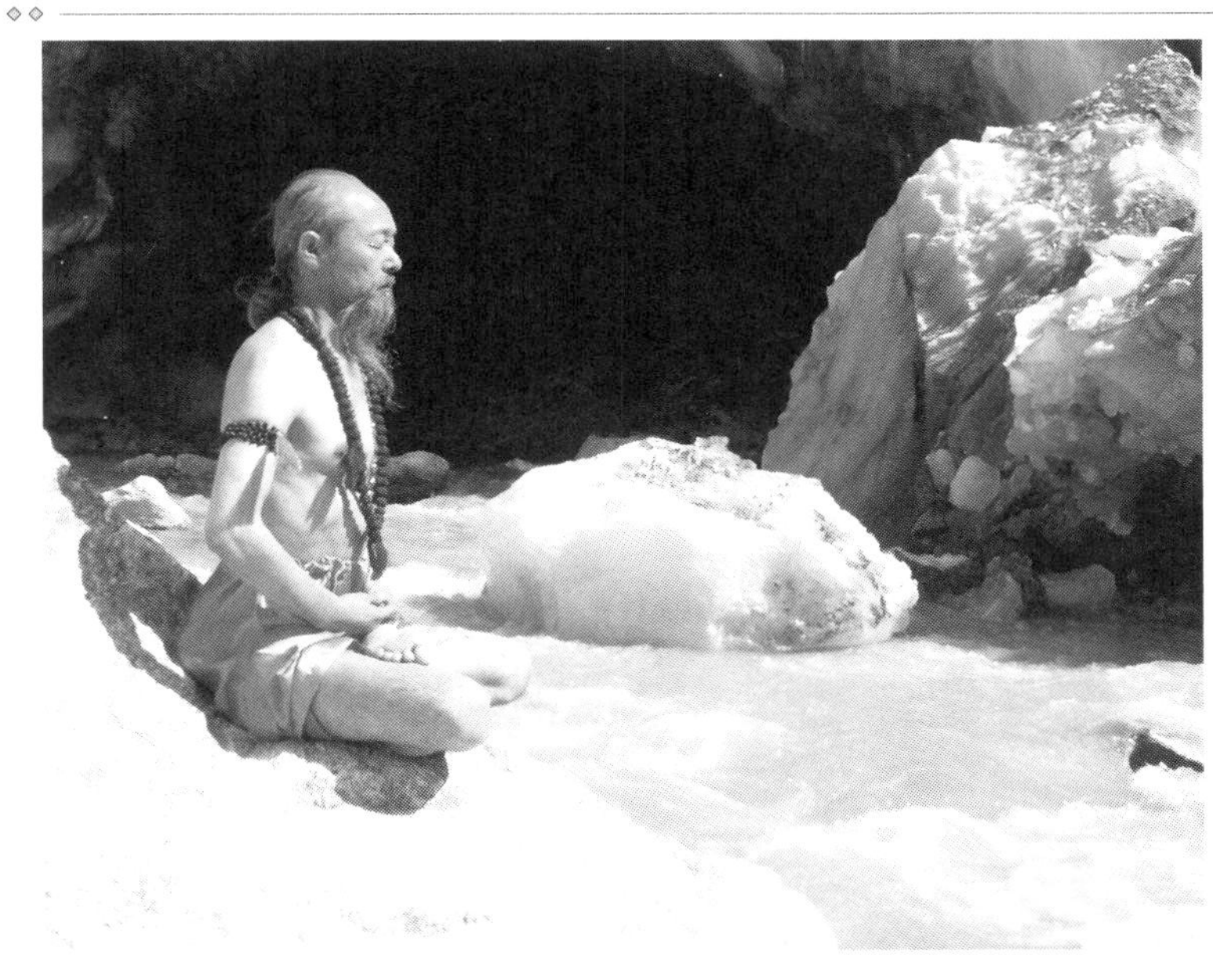

践するとしたら、その前に前述のいくつかの高度な技法と、繊細な観察力を養っておくことは必至です。それなしに、安易に試さないでください。

## 8 間違った修行

わたしは、ヒマラヤのゴームク（標高3892mのガンジス河源流）でヨーガ修行を続けてきました。ガンゴットリー氷河の末端で、ガンジス河のスタートポイントです。ツンモ（体温を自在にコントロールする技法）のテクニックがないと、そこでの修行はできません。もともとツンモはチベット周辺の修行者が必要に駆られて修得したものです。標高３０００ｍから４０００ｍの地で修行するには、暖を取りながらという訳にはいきません。必然的に、体温調節の能力が養われるのです。

現在インドのラダック地方で「ツンモ大会」が毎年開催されているようです。ラダックはこれまでに3回訪問していますが、タイミングが合わなかったのか、わたしはその「ツンモ大会」を見てはいません。その様子は映像ニュースで見たのですが、わたしが実践しているツンモとは、かなり違っていました。

それは、濡れたタオルを身体に貼り付けて、乾くまでのタイムを競うというものです。修行者は、真っ赤な顔をしてうなりながら、タオルを乾燥させようとしていました。その早さで、優勝者が決まるそうです。

ツンモにそういう方法があるのは、知りませんでした。しかし、その方法がヒマラヤの氷河の上で瞑想するのに、役立つとは思えないのですが、ラダックはまた行く機会があるかもしれませんので、その折には彼らと意見交換をしてみたいものです。

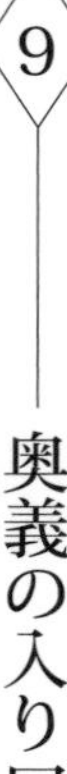

## 9 奥義の入り口

ツンモの奥義の中心になるのは、やはり力の抜き方と、意識操作です。そのヒントになる体験は、誰にでもできるので試してください。

冬の寒いときに、駅のホームで電車の来るのを待っていると、寒さに震えます。そのときに、寒さに耐えるために、思わず身体が縮こまって、全身に力が入ってしまうのです。このタイミングで、思い切って全身の力を抜いてみてください。すると、一瞬「ホワッ」と身体が暖まるのが感じられるでしょう。

その体験ができると、それはツンモの入り口です。なぜ、身体が暖まるのを感じられるのかというと、全身に血流が行き渡るからです。気温が低いときに、身体に力が入ると、血液の流れが悪くなります。そうすると、体感温度は実際の温度より低く感じてしまうのです。寒さで身体が震えているときは、実際の気温より低く感じます。そのときに血液の流れを良くすれば、温感が得られるのです。

ガンジス河の源流で沐浴すると、10秒もしないうちに耐えられなくて、出てしまいます。崩落した氷河の氷が流れているのです。非常に冷たいです。しかし、敬虔なヒンドゥー教徒には、沐浴が欠かせません。ガンジス河信仰もあるので、ガンジス河源流のゴームクでは、絶対に沐浴したいのです。我慢強ければ、しっかりと全身を水に浸けて20〜30秒ぐらいは耐えられます。そして、沐浴を終えて出てくると、身体がガチガチと震えますが、すぐにポカポカと暖まるのです。これも、沐浴中は血流が悪くなるので、その後、全身に血液が行き渡ることで、暖かくなるからなのです。

## 第4の呼吸

寒さを克服する一つの秘訣は、血液循環を良くすることです。しかし、それだけでは、氷河の上で快適に何時間も瞑想し続けられる暖かさは得られません。だからツンモという、体温調節の奥義が必要になるのです。

ケーヴァラ・クンバカ（単独の保息）という呼吸法の奥義が存在します。ケーヴァラ・クンバカは、吸っているのでも吐いているのでも止めているのでもない、第4の呼吸状態とされています。

ケーヴァラ・クンバカは「自然に訪れる」とされているので、練習で得られるものではないのです。しかし、自然に訪れるという言葉をそのまま受け入れてはだめです。いろいろな呼吸法を体得し続けて、極限まで呼吸法を知り尽くしたのちに、自然に訪れるのがケーヴァラ・クンバカ、という意味なのです。

そのケーヴァラ・クンバカに精通していれば、ツンモはすぐに体得できます。わたしが、ヒマラヤの氷河の上で瞑想したときに、ごく自然にツンモ状態になったので、「ああ、そうなのだな」と思いました。

呼吸法を極めた後に自然に訪れるケーヴァラ・クンバカは、譬えるならば、貧乏な家に生まれた人が、努力に努力を重ねた結果、資産家になり、欲しいものを入手できるようになった状態です。そういう状態になれば、一年中冷暖房の効いた快適な邸宅に住むことができます。ツンモで快適な瞑想ができるように、快適な生活ができるのです。

なので、ケーヴァラ・クンバカの練習というのはありません。いろいろな呼吸法を身につけることが、練習といえば練習になるのです。ツンモの方は、ヒントとなる練習はできるので、その説明をしましょう。

## 11 ツンモのヒント

少なくともツンモ（体温コントロール技法）に成功するには、その前に数々の呼吸法を会得する必要があります。そのうえでツンモを実践するのですが、第一のヒントは、力を抜いて血液循

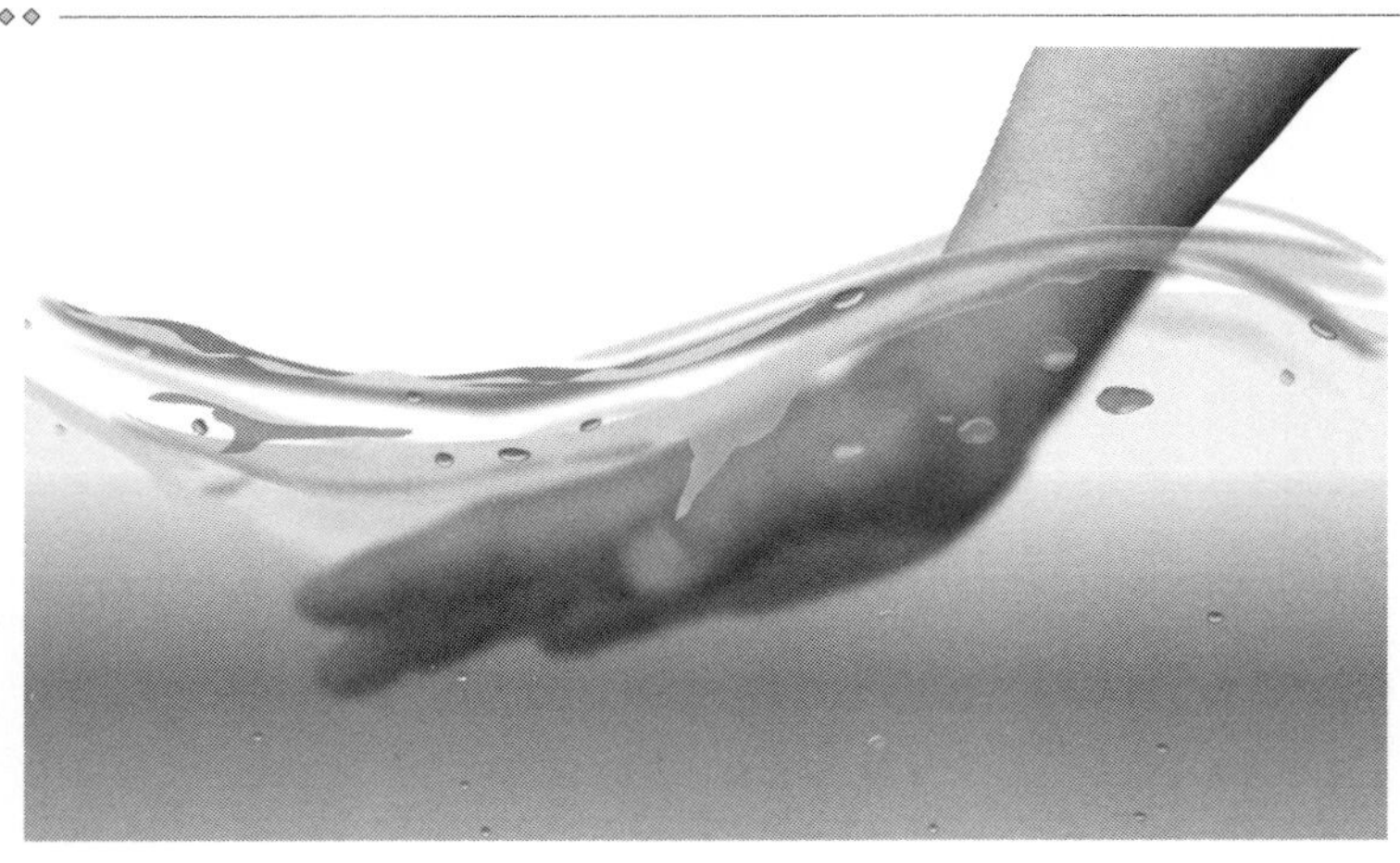

環を良くすることです。そこまでは、ごく普通のテクニックです。

厳寒の外気温と体温の差から、凍えるような寒さを感じるのですが、次に、その外気温と体温の境目にフォーカスします。すると、外気温は皮膚の近くと少し遠くでは、温度差があります。まず、そのことを見逃さないようにします。ツンモを実践する上では、重要なことなのです。その境目に意識を向けることが、ツンモ成功の第2のヒントです。

全身に張り巡らされた意識の膜を認識して、実感できるレベルまで、意識力を発揮させます。この「意識の膜」は、最初はピンとこないです。そこで簡単な練習法として、冷水に手のひらを浸けてみてください。そうすると、皮膚と水の境目を感じやすくなります。同じように、風呂に入った時にも、皮膚と風呂水の境目に注目してみます。もちろんプールでも練習できます。
まずは、手のひらで感じるようにして、腕全体、上半身、下半身、両足という具合に、意識の膜を実感していきます。奥義の説明をするときには、この「意識」という言葉が多用されます。意識には無限の拡がりがあります。ヨーガを実践し、瞑想を深めていくと、そのことを鮮明に認識できるようになります。

ツンモの練習を積み重ねていくと、その意識の膜で、自分の周辺が温室状態になるのです。そういうことを書くと、「誇大妄想だろう」「勘違いしてるんじゃねえ」「そんな風にはならないね」など、いろいろな意見が寄せられると思います。

そういうことも予想されるので、これまでは、この部分に触れなかったのです。「温室状態」という表現を受け入れられない人は、わたしの話は信用できないでしょう。奥義を文章化しようとすると、限界があります。ツンモのヒントは、拙著『ヒマラヤ聖者が伝授する《最高の死に方&ヨーガ秘法》』（ヒカルランド刊）に、小説仕立てで書いてあります。それも参考になると思います。

奥義はすべて、体感するしかないのです。まずは「ヒマラヤの氷河の上で瞑想する人は、そういう体温コントロールをするんだな」という理解をしてください。

# 奥義・其の弐

## 1 アーカーシャ・ムドラー

わたしがヒマラヤ修行を開始した1999年のことです。ラーマクリシュナ・ヨーガアーシュラムから3人のインド人修行者が訪ねてきました。そのときにわたしの内部で、突如アーカーシャ・ムドラー（虚空印）が出現したのです。彼らと会話をしているけれど、その一方で驚異的なムドラーがわたしの意識の中核に居座ってしまったのです。

それは、わたしが過去に認識していたムドラー（印相）の範疇に当てはまらないものであり、単純でありながら奥が深いことがはっきりと判ったのです。ところが、3人の来訪者が帰ると、わたしの意識の中にあったムドラーがあっさりと消え去り、その日はアーカーシャ・ムドラーのことは思い出しもしなかったのです。

次の日になって、徐々にアーカーシャ・ムドラーの重要さが感じられるようになり、再確認の意味もあり、実際に組んでみました。前日の段階では抽象的なイメージだったのが、実際にムドラーを組んではっきりとした形になると、そのパワーの凄さや、既製のムドラーとのちがいなどが明らかになったのです。そしてその日のうちに、アーカーシャ・ムドラーの七印相が完成しました。

このアーカーシャ・ムドラーとオリジナルの坐法であるマハーパドマ・アーサナ（大蓮華坐）は、わたしが実践すると、マハーサマーディ（偉大な悟り）、つまり死に至ってしまうだろう、という可能性を持っています。なので、弟子たちに教えてはいるけれど、わたしの修行としては、実践していません。

アーカーシャ・ムドラーは、1999年以来、限られた人たちに直接教えてきました。今回25年経過して、初めて書物で公開します。7つのチャクラに対応していますが、それぞれのチャクラの内容については後述の116頁部分を参照してください。

## 2 7つのムドラー

坐り方は、安楽坐（スカ・アーサナ）か達人坐（スィッダ・アーサナ）がベストです。正座のようにヒザが揃う坐り方は避けたいです。なぜなら、最初にヒザに手を置くときに、両手の間にある程度距離があったほうが、宇宙と自分自身を、区別して認識しやすいからです。

**①基：ムーラーダーラ・ムドラー**

智慧の印（ジュニャーナ・ムドラー）と呼ばれている手の形にする。親指と人差し指の先端をつけて丸を描き、後の3本は伸ばして、ヒザの上に置いて瞑想する（88頁写真1）。

**②合：スヴァディシュターナ・ムドラー**

智慧の印を組んだ左手を下腹部に持ってくる（89頁写真2-1）。先端を離した右手の人差し指を、左手の丸の中に手前側から外側に向けて差し入れたら、親指と先端をつけて丸に戻す（89頁写真2-2）。

**③動：マニプーラ・ムドラー**

左手を右上方向に押し出しながら、3本の指先を真上に向ける。同時に右手は内旋させながら、3本の指先を真上に向ける。指先が真上を向くことで、右手が臍部を包み込むような形になる。左手がその外側を覆うようになりチェーン状の指が臍の前にくる（90頁写真3）。

**④転：アナーハタ・ムドラー**

両手を外旋させながら、右手の指が左手の下をかいくぐりながら上を向く。臍の前にあった両手を胸の前に持ってきて、6本の指先を合わせて合掌の形にする（91頁写真4）。

**⑤ 開：ヴィシュッダ・ムドラー**

中指と薬指を離して広げながらノドの前に持ってくる（92頁写真5）。

**⑥ 拡：アージュニャー・ムドラー**

両手のひらを外向きに広げて中指の先端をくっつけて6本の指を拡げる。チェーン状の4本の指が眉間の前に来る（93頁写真6）。

**⑦ 全：サハスラーラ・ムドラー**

中指を離して6本の指をしっかりと開きながら、腕を真上までしっかりと上げる。その時大きく息を吸い込んで止める。ヒジを伸ばしてチェーン状の指が頭の真上に来るようにする（94頁写真7）。

**⑧ 基：ムーラーダーラ・ムドラーへ繋げる**

両腕を横へ開くために、一瞬右手のチェーンが外れてまた両手は智慧の印になる。鼻からゆっくりと息を吐いていき、両手は横に大きく開いて円を描く。息を吐き終わるタイミングで、両手がヒザの上に来て動きが静止する（95頁写真8-1〜8-2）。

# ① 基：ムーラーダーラ・ムドラー

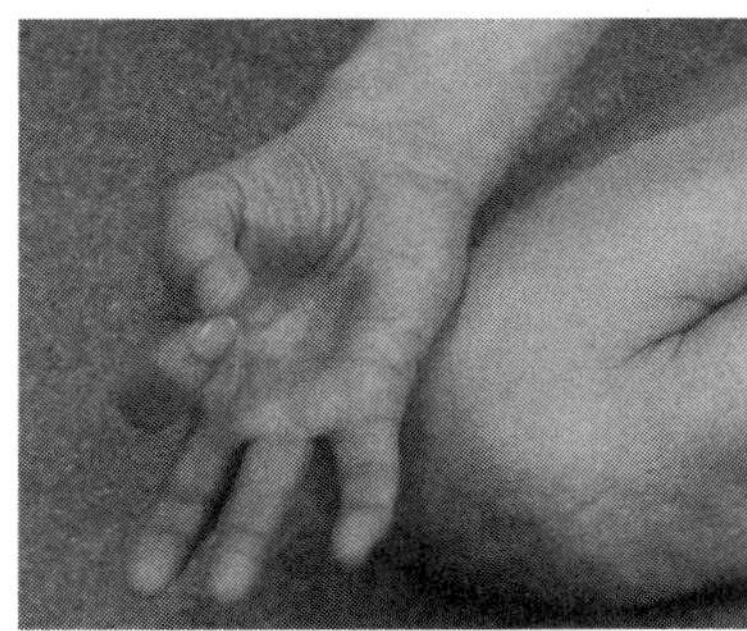

智慧の印（ジュニャーナ・ムドラー）と呼ばれている手の形にする。親指と人差し指の先端をつけて丸を描き、後の3本は伸ばして、ヒザの上に置いて瞑想する。

1

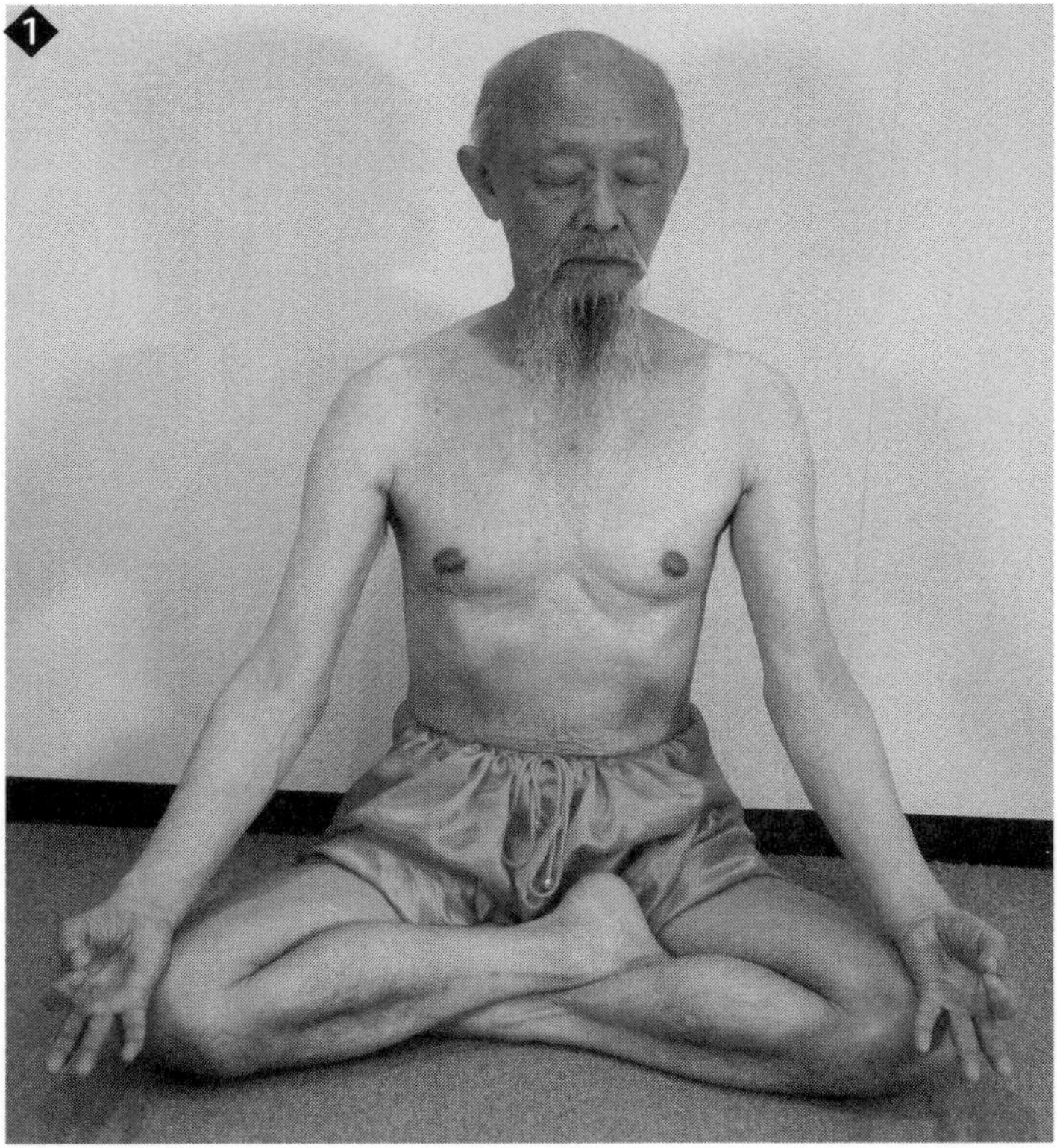

## ②合：スヴァディシュターナ・ムドラー

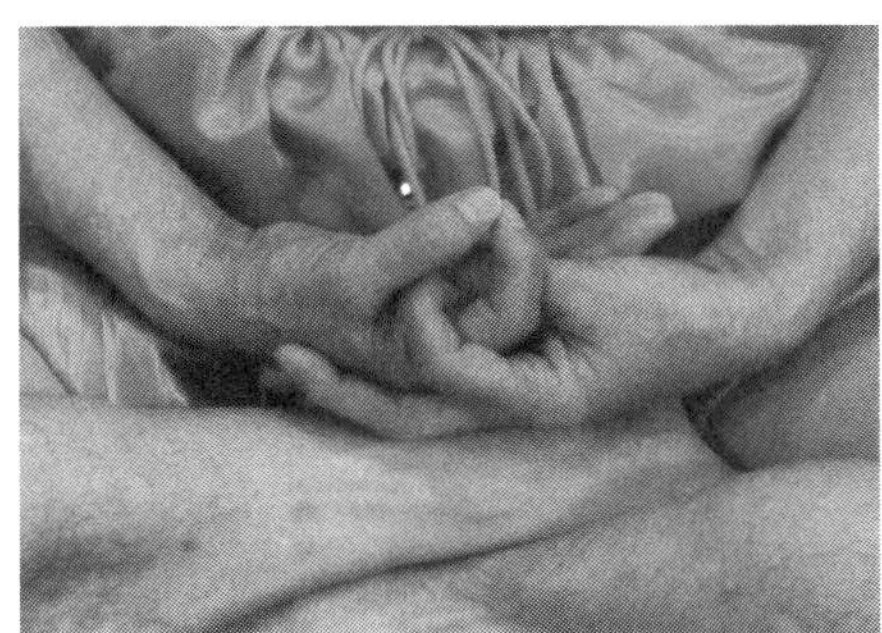

智慧の印を組んだ左手を下腹部に持ってくる（写真2-1）。先端を離した右手の人差し指を、左手の丸の中に手前側から外側に向けて差し入れたら、親指と先端をつけて丸に戻す（写真2-2）。

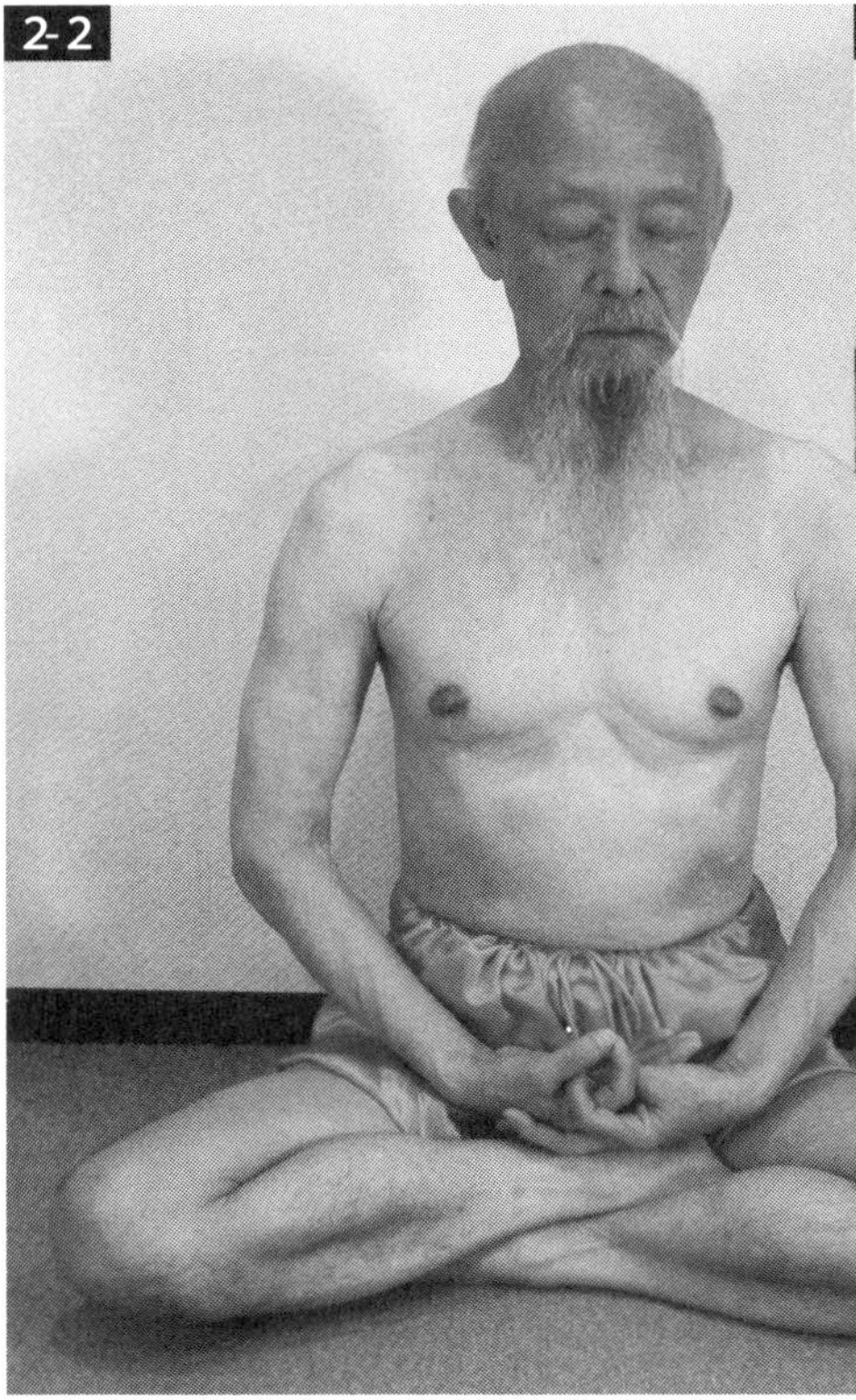

2-2

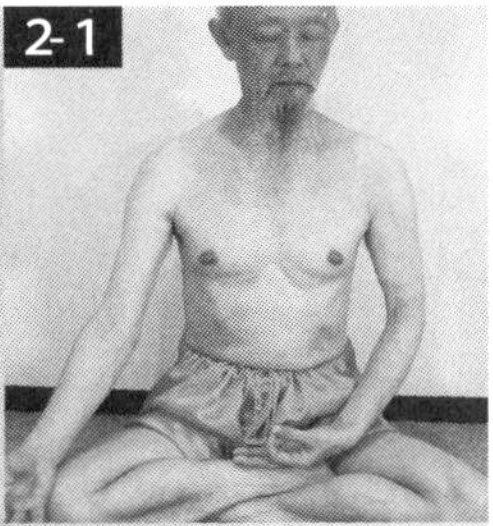

2-1

## ③ 動：マニプーラ・ムドラー

左手を右上方向に押し出しながら、３本の指先を真上に向ける。同時に右手は内旋させながら、３本の指先を真上に向ける。指先が真上を向くことで、右手が臍部を包み込むような形になる。左手がその外側を覆うようになりチェーン状の指が臍の前にくる（写真３）。

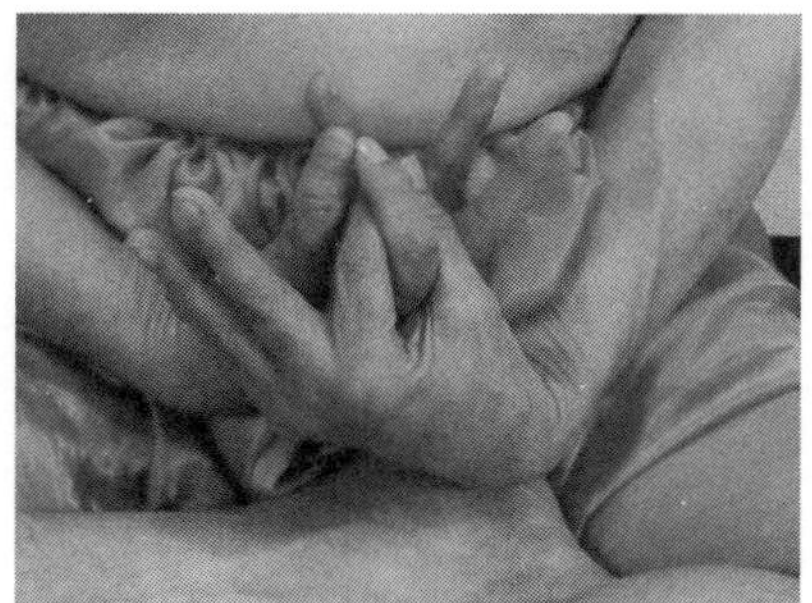

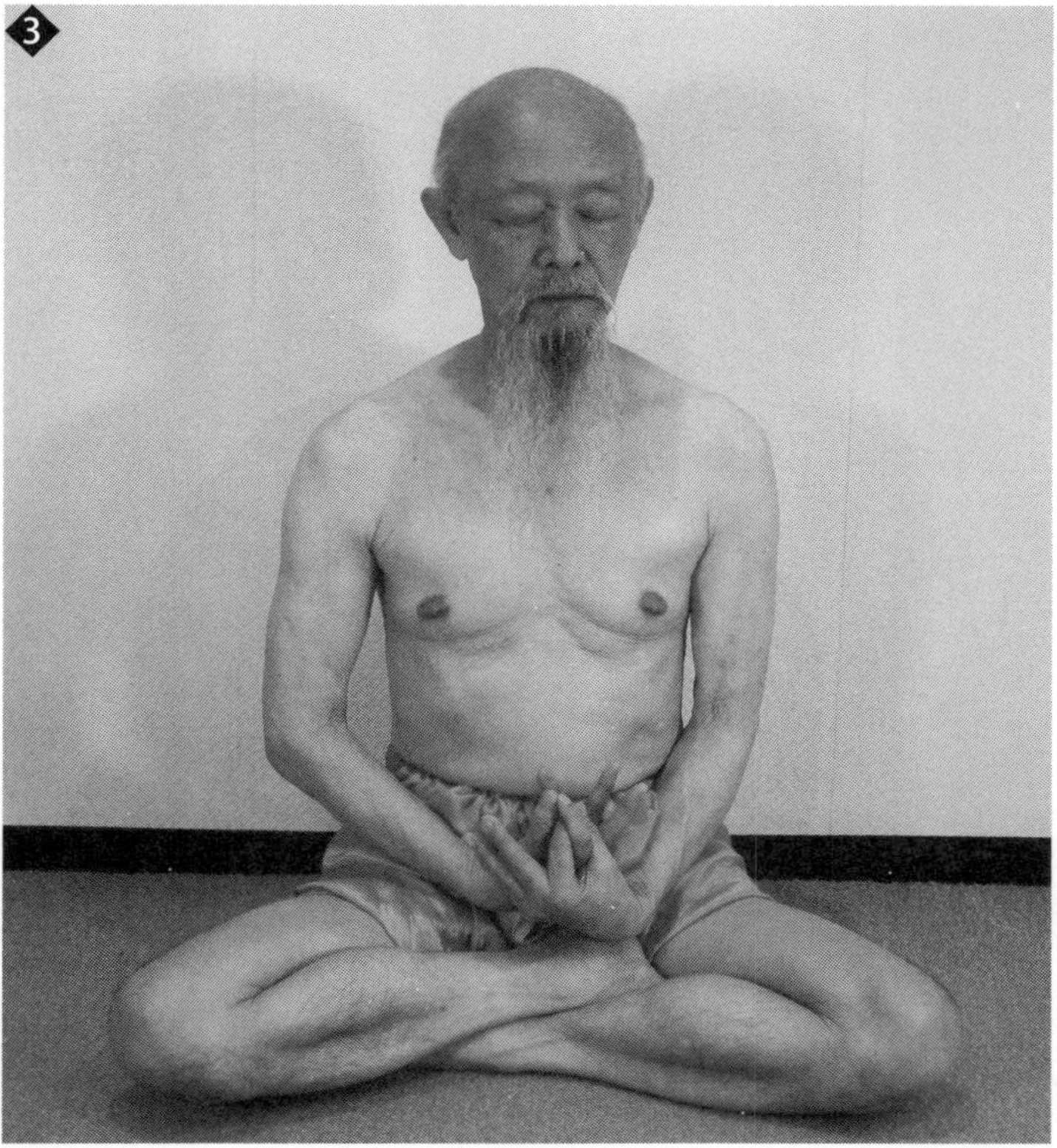

3

# ④転：アナーハタ・ムドラー

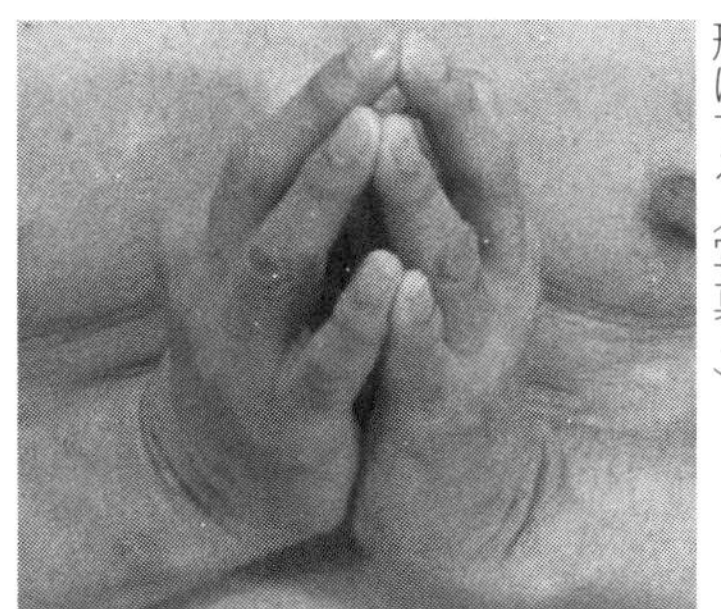

両手を外旋させながら、右手の指が左手の下をかいくぐりながら上を向く。臍の前にあった両手を胸の前に持ってきて、６本の指先を合わせて合掌の形にする（写真４）。

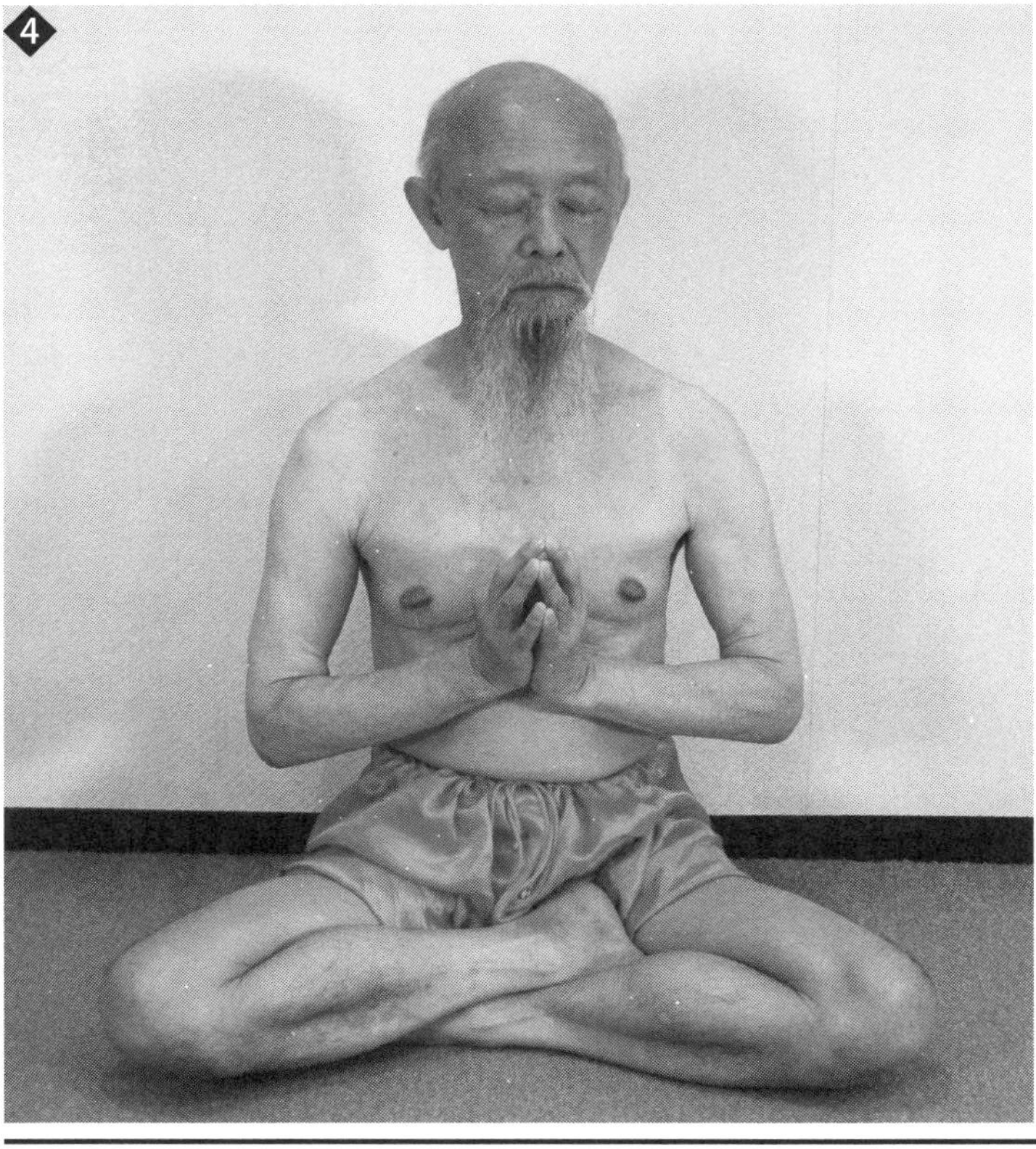

## ⑤ 開：ヴィシュッダ・ムドラー

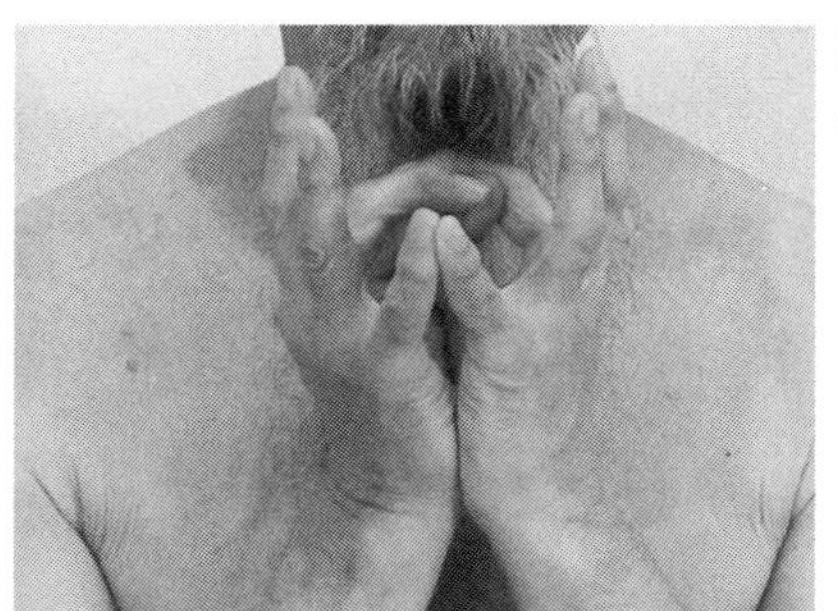

中指と薬指を離して広げながらノドの前に持ってくる（写真5）。

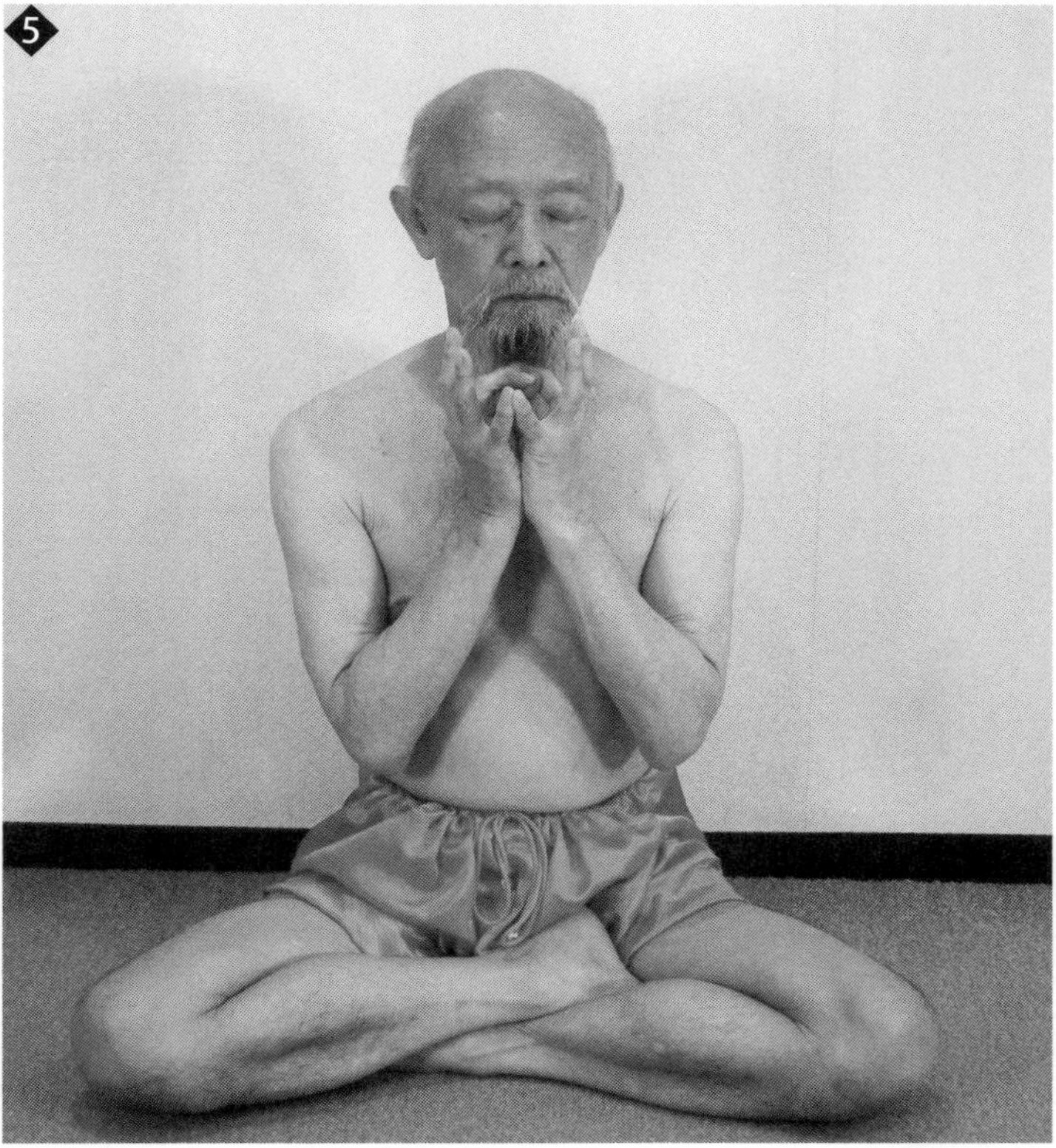

## ⑥ 拡：アージュニャー・ムドラー

両手のひらを外向きに広げて中指の先端をくっつけて6本の指を拡げる。チェーン状の4本の指が眉間の前に来る（写真6）。

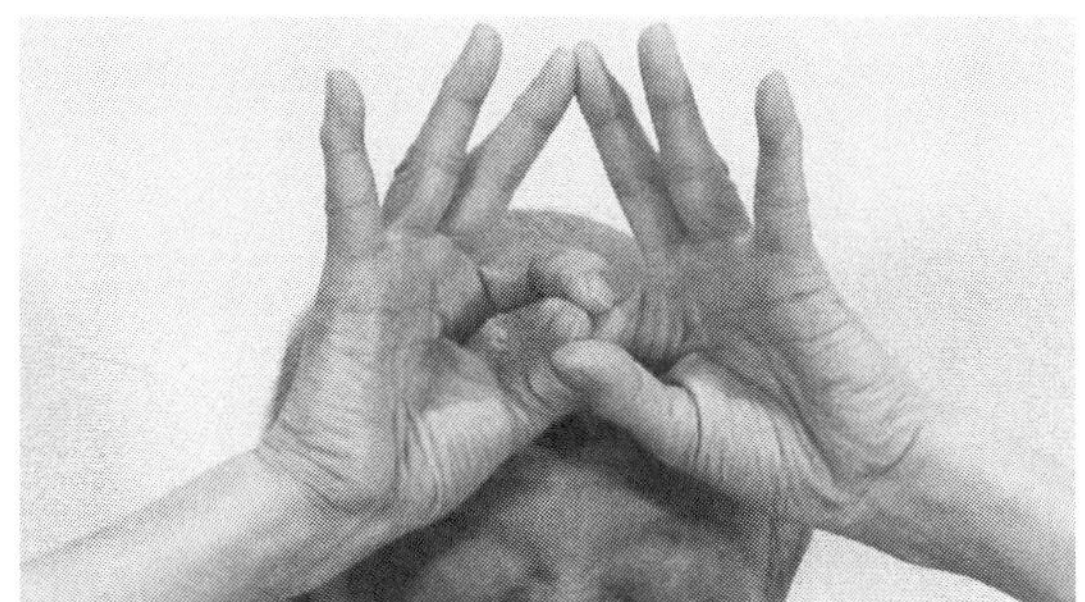

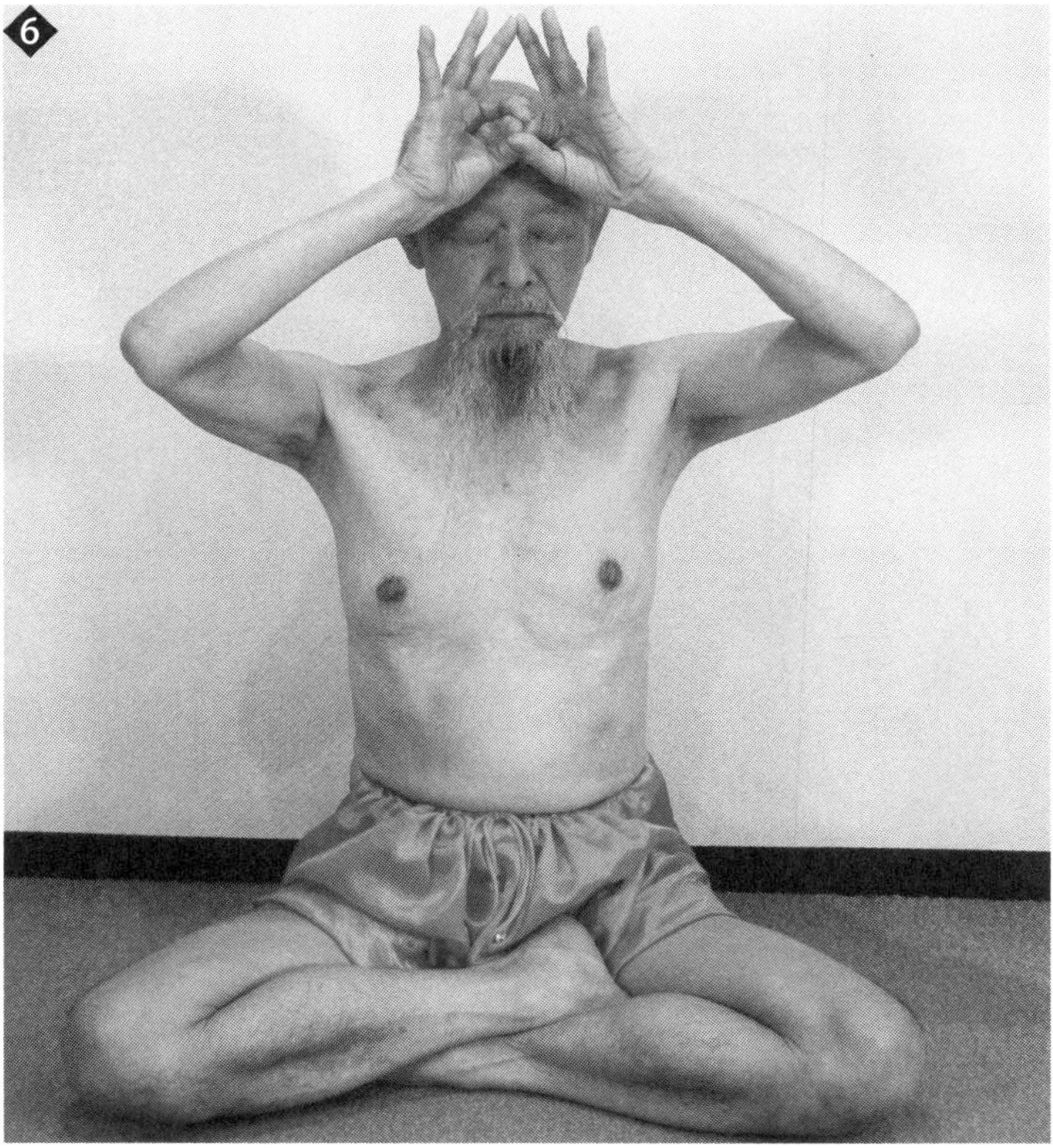

# ⑦ 全：サハスラーラ・ムドラー

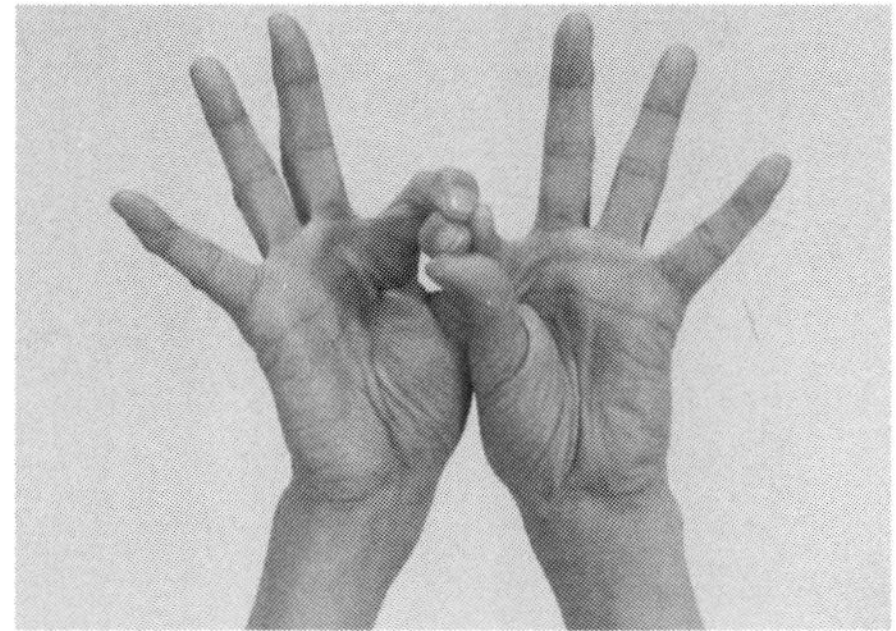

中指を離して6本の指をしっかりと開きながら、腕を真上までしっかりと上げる。その時大きく息を吸い込んで止める。ヒジを伸ばしてチェーン状の指が頭の真上に来るようにする（写真7）。

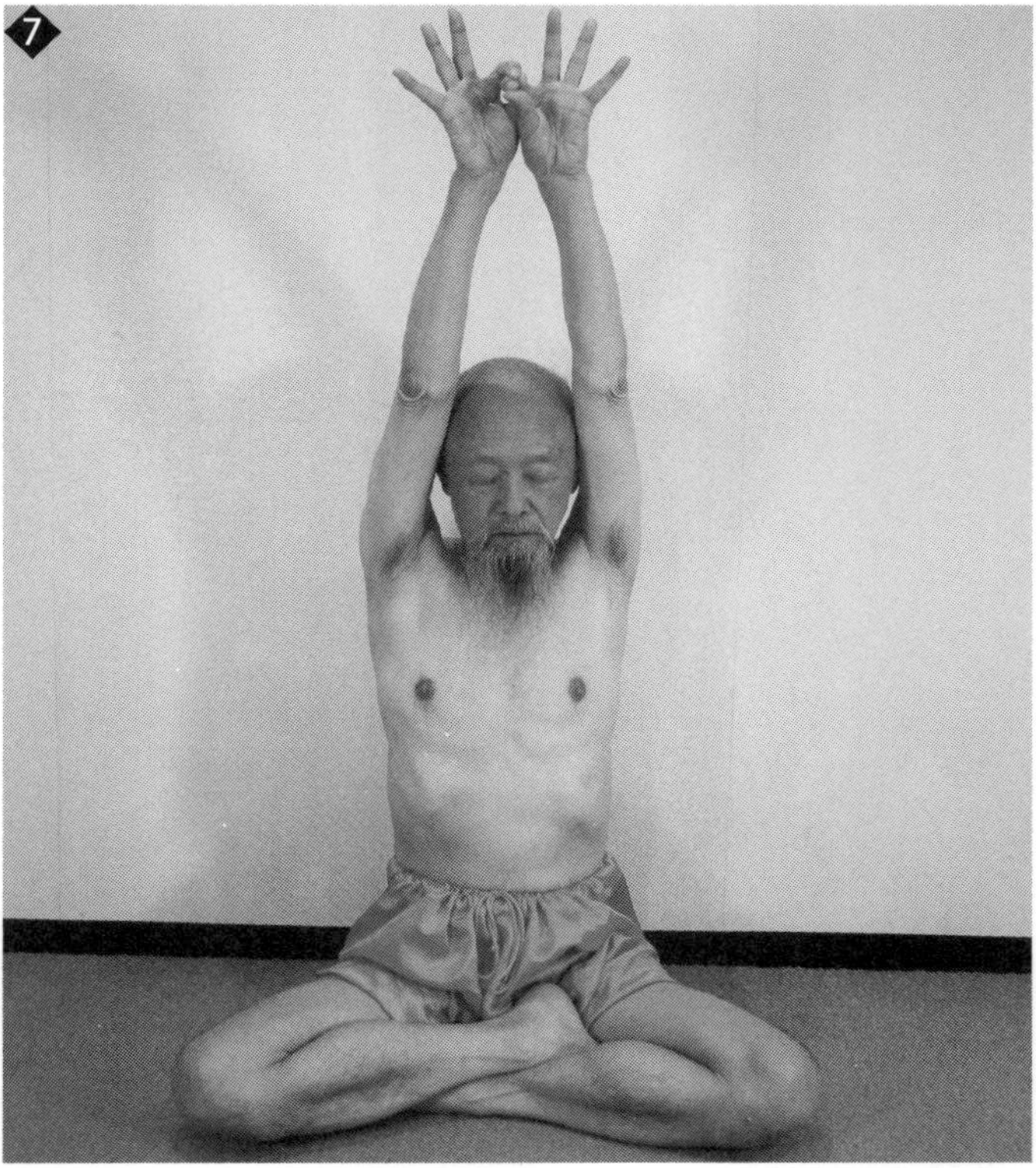

# ⑧ 基：ムーラーダーラ・ムドラーへ繋げる

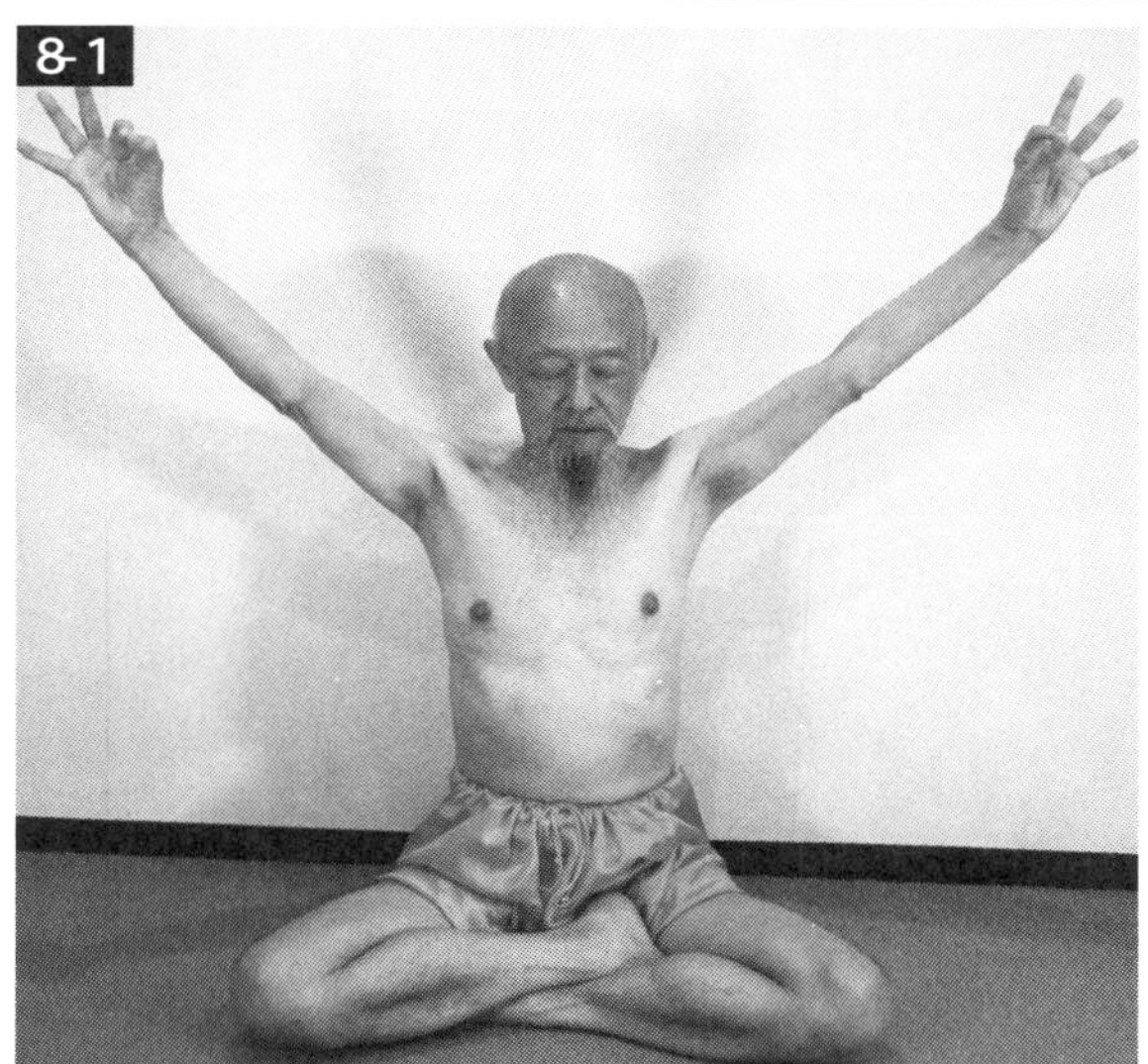
8-1

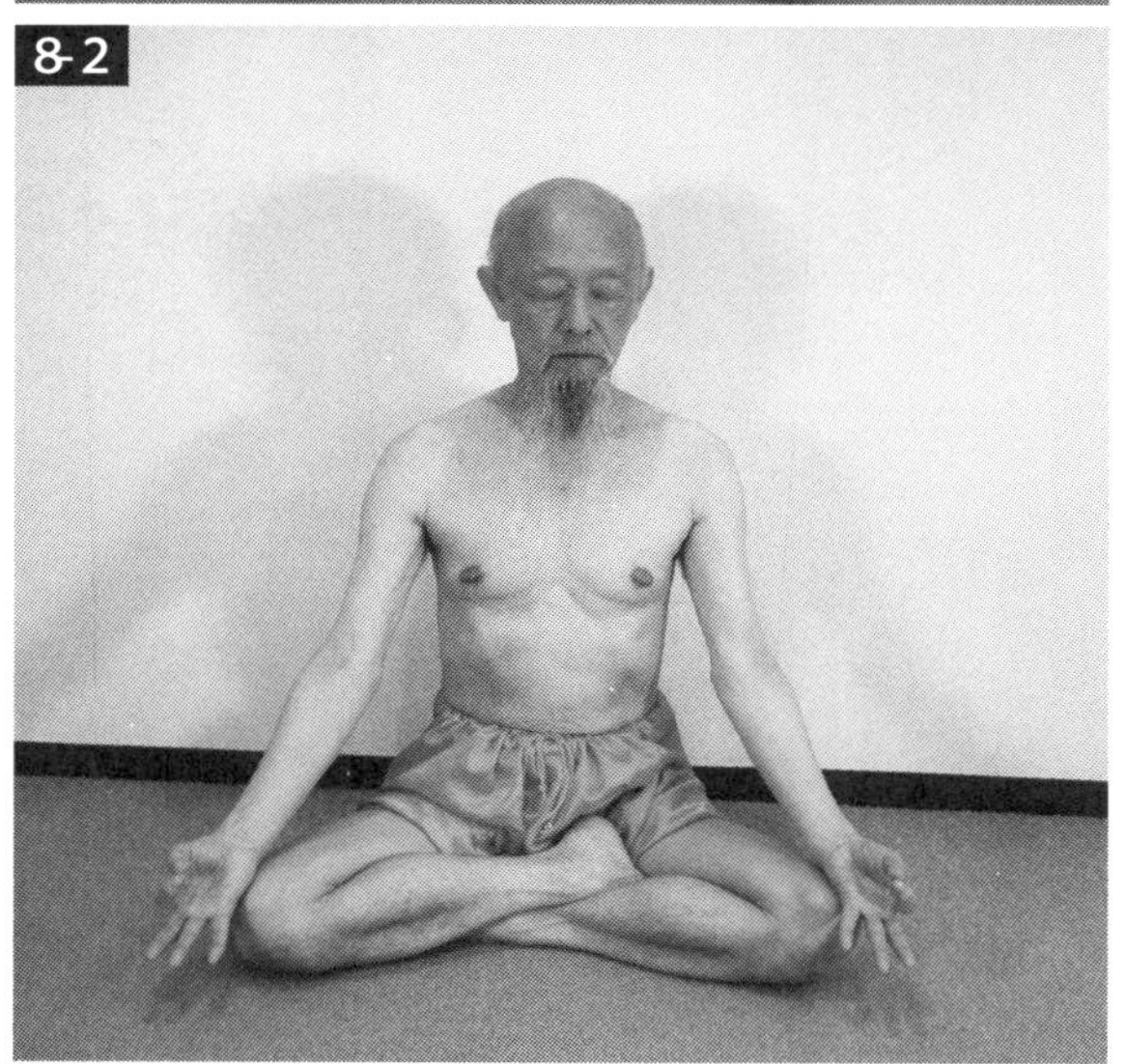
8-2

両腕を横へ開くために、一瞬右手のチェーンが外れてまた両手は智慧の印になる。鼻からゆっくりと息を吐いていき、両手は横に大きく開いて円を描く。息を吐き終わるタイミングで、両手がヒザの上に来て動きが静止する（写真8-1～8-2）。

## 3 修行者へのヒント

①のムーラーダーラ・ムドラーは基礎であり、基本であり、基盤ということで「基」です。宇宙（左手）の中に存在している自分（右手）を、しっかりと認識します。とくに右手の印相は自分自身なので、しっかりと認識しましょう。この次からのムドラーで、宇宙の中で自分自身が融合していき、展開していくためには、この段階で右手に流れるエネルギーを掌握しておきたいのです。

②のスヴァディシュターナ・ムドラーで智慧の印を組んだ左手を下腹部に持ってくるのは、宇宙運行を自分に引き寄せるためです。そして、その宇宙と自分が「合一」するという意識で4本の指をチェーン状につなげます。数多くあるムドラーの中でも、両手の指が繋がったまま6つのムドラーが展開していくというのは、わたしは聞いたことがないです。もしかしたら、世界でただ1つのムドラーかも知れません。ここからは、7番目のムドラーまで、2本の指がチェーン状につながったまま、展開します。

②のムドラーで、手のひらにエネルギーが充満してくると、6本の指先が上に引き上げられる

①
ムーラーダーラ・ムドラー

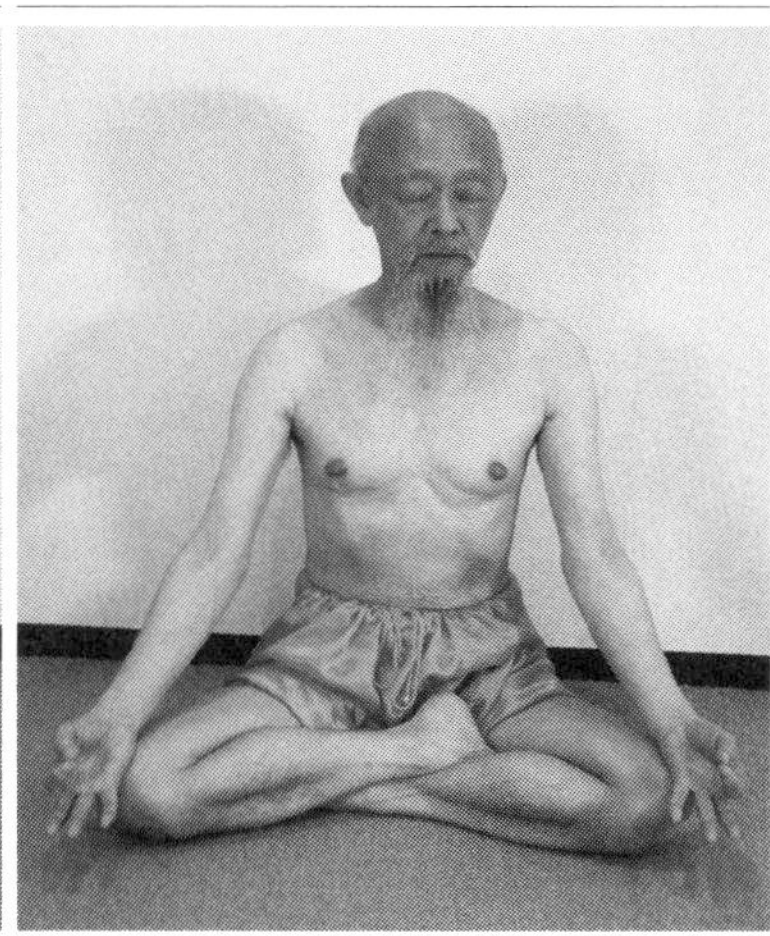

②
スヴァディシュターナ・ムドラー

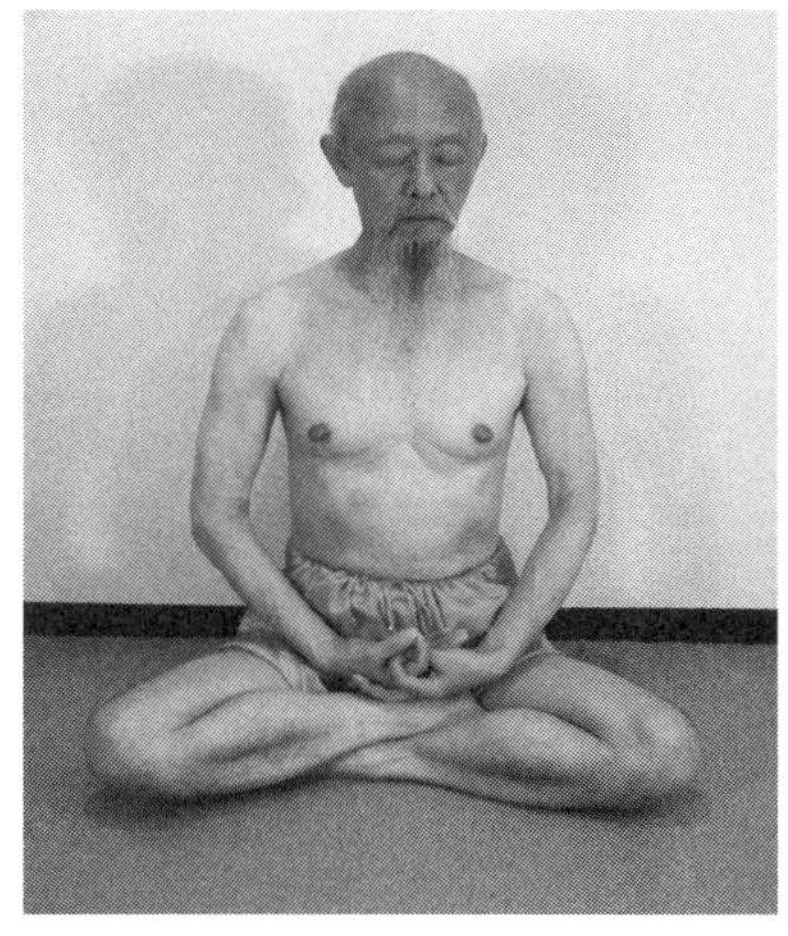

③
マニプーラ・ムドラー

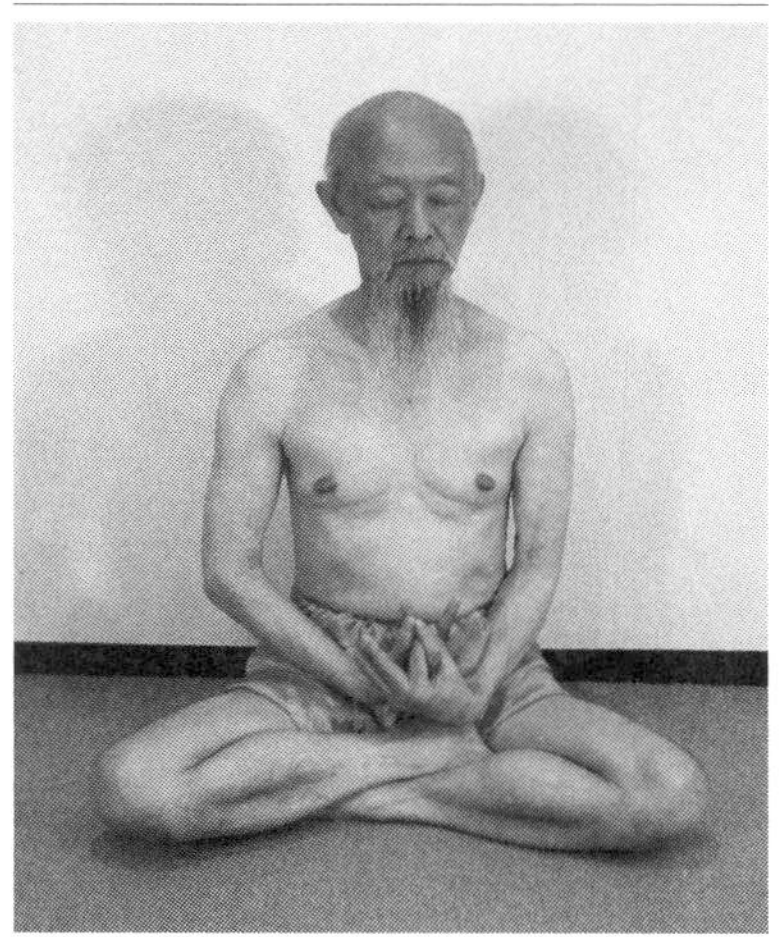

ことで、③のマニプーラ・ムドラーへと「動き出し」ます。動く、蠢くことは、宇宙の存在にとって重要な要素です。動きによって宇宙は認識されるので「動」という文字を当てはめました。

そして、さらにエネルギーが満ちてくると、ムドラーは「転回する」動きが生じて④の「転」で表現されるムドラーになります。

④のアナーハタ・ムドラーでは、合掌の両手の間の空間がさらにエネルギーを増幅させます。それを感じてから、その増幅したエネルギーで、中指と薬指が離されて、ノドの前で「開放され」ます。⑤のヴィシュッダ・ムドラー「開」となり、その開放されたエネルギーは、ノドから上の頭部に浸透します。

その感触を得てから⑥のアージュニャー・ムドラー「拡」へ移行します。手のひらを外向きにしたときに、その手のひらが宇宙エネルギーをキャッチするアンテナの役目になります。手のひらに「ピリピリ」とした感覚が生じるといいです。

⑦のサハスラーラ・ムドラー「全」は、そのアンテナを上にしっかりと伸ばすことで、全宇宙のエネルギーとの交流が可能になります。⑧でムーラーダーラ・ムドラーに戻すためにチェーン状の指が外れるのは、一瞬です。両手を横に開く力で一瞬外れるのです。このタイミングが、鼻から息を吐きだす瞬間です。そしてその手をヒザの上に置いたときに、右手に受けた宇宙エネル

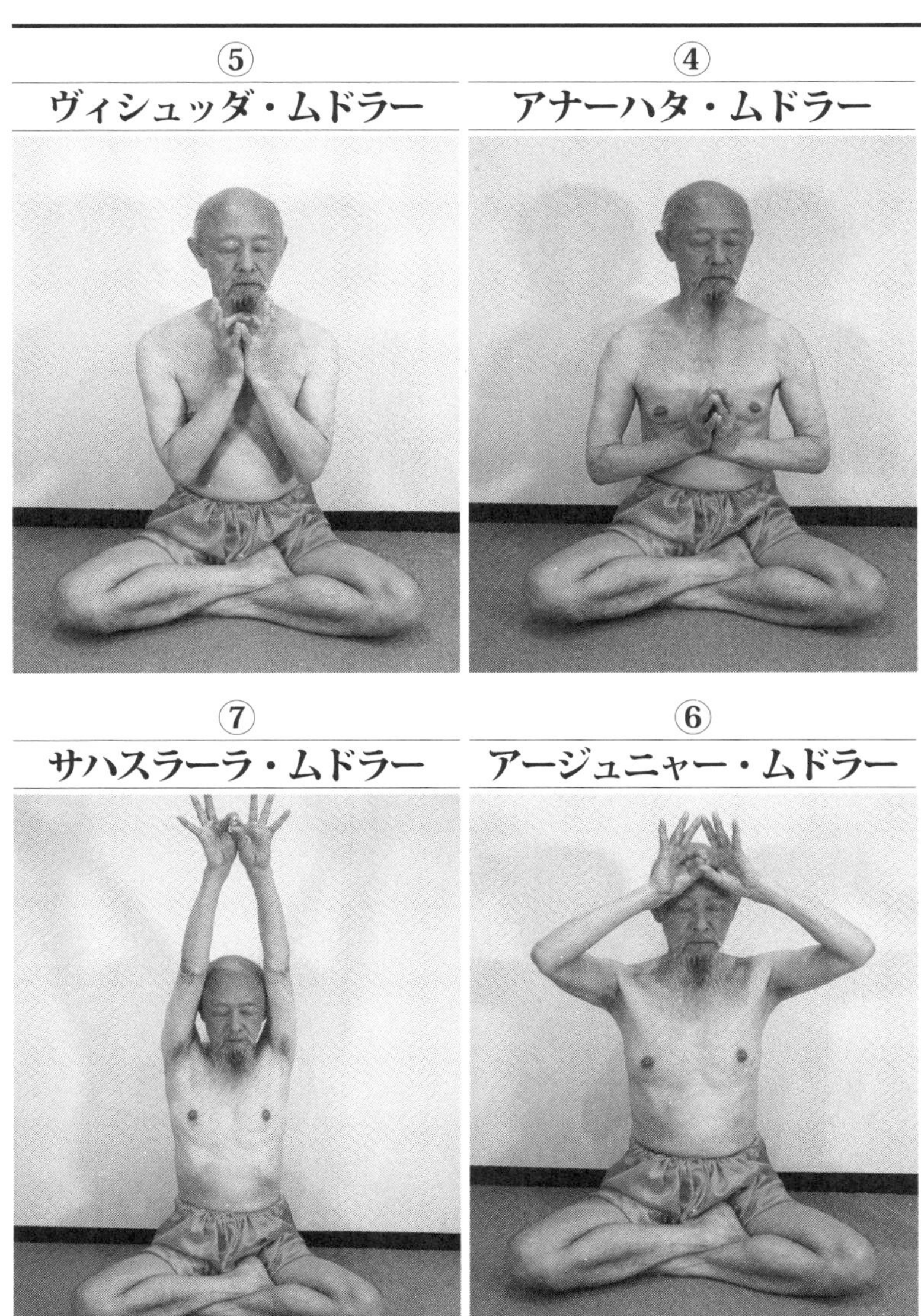
④
アナーハタ・ムドラー
⑤
ヴィシュッダ・ムドラー
⑥
アージュニャー・ムドラー
⑦
サハスラーラ・ムドラー

ギーを感じてください。呼吸と手の動きのタイミングはピタッと合うようにします。もう少し詳しく説明すると、手の甲をヒザの上に置くときに、無造作に置かないようにします。ヒザの上1センチぐらいから、そっとヒザに置くようにします。

そして、手の甲がヒザの上に収まった瞬間が、息の吐き終わりではなくて、次の吸い始めです。そういうタイミングを、考えながらではなく、自然にできるようにしてください。

この呼吸と動きのタイミングを、教えられたとおりにすれば、クオリティは上がります。しかし、もう少し欲を言えば、いろいろな呼吸法を体得して、あらゆる身体の動きと呼吸のタイミングをピタッと合わせられるようになるのが理想的です。

そうなるためには、この呼吸のタイミングを、まず練習してください。そして、これを一度に何周する必要があるかは、自分のエネルギー状態をしっかりと把握することで、答えが得られます。

奥義は基本的に自分自身の内部から答えを見出すものです。奥義書はそのヒントを得るためのものです。

# 第3章

# 瞑想の奥義

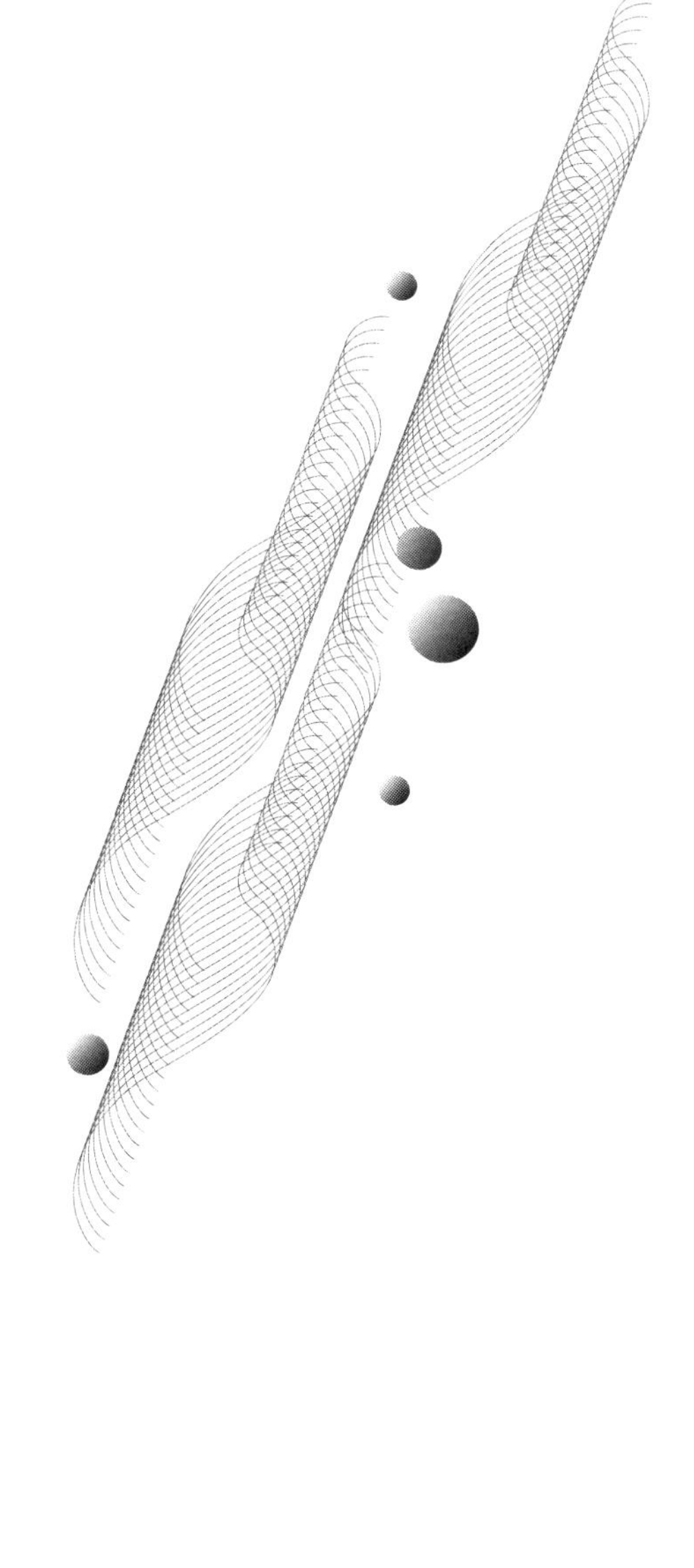

まず「瞑想って何？」が判らなければ、瞑想の奥義を得ることは無理です。瞑想は「自分を知る」ためのテクニックです。「自分を知るって何？」が判らなければ、瞑想しても無駄です。人間は生まれてから死ぬまで「自分を知る」ために生きているのです。「自分って何？」以外の疑問は、スマホ検索やいろいろな方法で解決できます。しかし「自分」のことだけは、疑問を持ったまま生涯を終えるのです。その疑問が完全に解消できると、マハーサマーディ（偉大な悟り）を得ることができるのです。そのために「瞑想」というツールを使うのです。人間としての真のゴールを得る（自分を知り尽くす）ことが「瞑想の奥義」です。

## 1 人生に不可欠な瞑想

瞑想は「瞑想家」による特別なものではないです。むしろ、人間として生まれてから死ぬまでの人生で、すべての人に必要不可欠なのが「瞑想」なのです。ただ、ほとんどの人が、それと気づかずに瞑想しているのです。

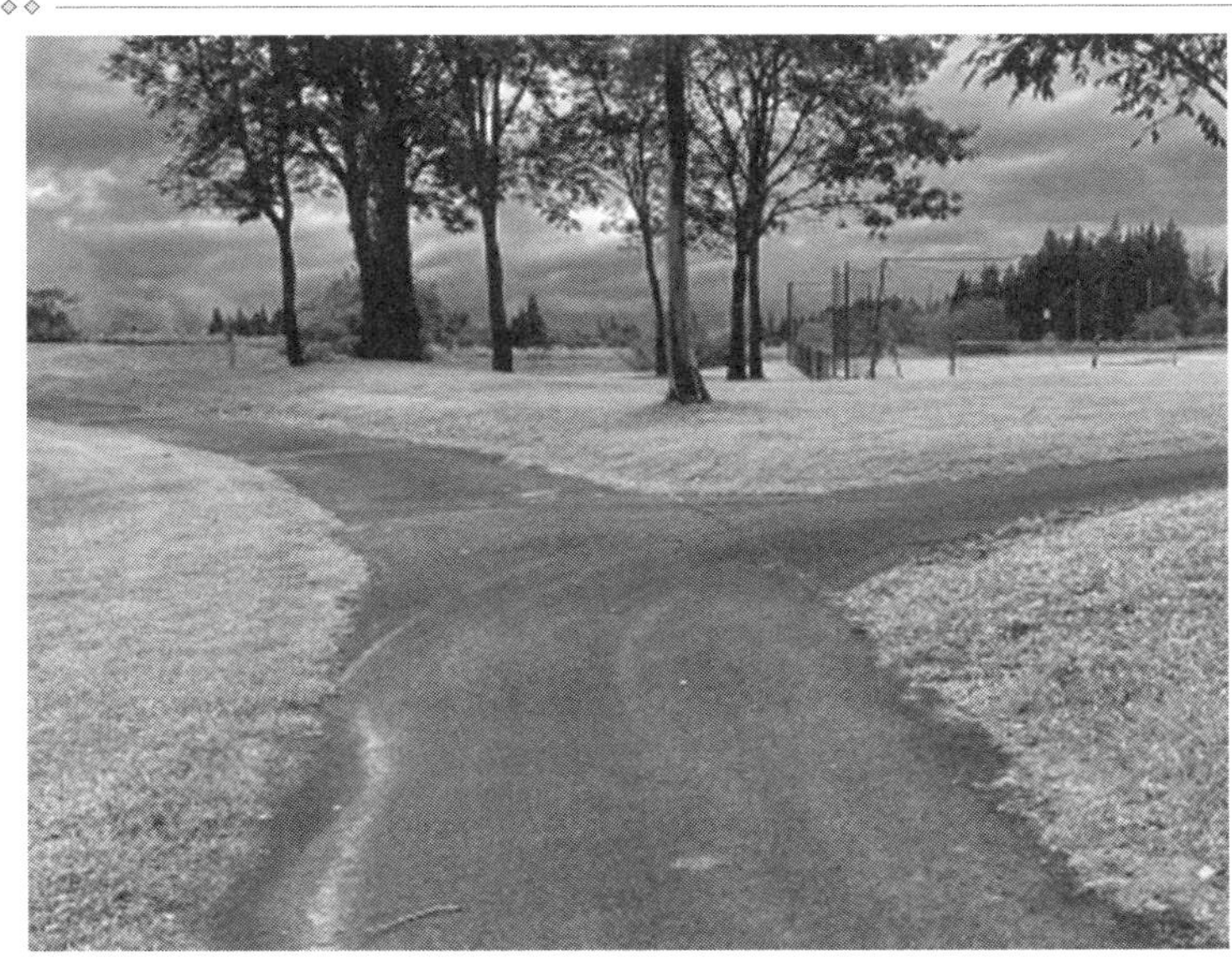

わたしたちは日々の生活から人生の岐路に立った時まで「どっちにしようかな？」いう選択をしながら暮らしています。実はこれが、すでに瞑想の入り口なのです。その選択を誤ると、悲惨な人生になり、正しい選択をすると、輝かしい人生を迎えられます。

そこで役立つのが「瞑想能力」なのです。

瞑想能力は、整理能力であり、洞察力であり、すべてを見渡せる俯瞰(ふかん)能力なのです。生きていくうえで最大の武器となる「瞑想能力」を高めて、その武器をフルに利用して人生を謳歌すれば、悔いのない充実した生涯を送れます。

その前に瞑想能力は、今日を、そして明日を満足のいく生活にすることができるのです。今日明日が満足できれば､その先に満足のいく生涯が待っています。瞑想は特別なものではないです。生涯使い続けるのが瞑想であり、人生に不可欠なものなのです。

瞑想能力の土台となるのは「認識力」です。整理するためには、その整理するべきものを認識しなければ、整理のしようがないです。冷静に現状認識をすることが、瞑想能力を高める第一歩です。

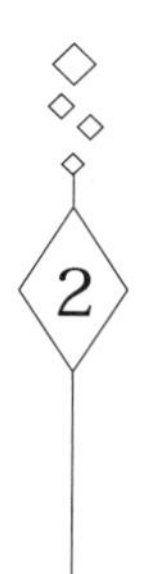

## 整理能力の必要性

人生に迷い、誤った選択をして、人生が狂う一つの要因は「整理能力の欠如」にあります。瞑想すると、ボーっとなって気持ちよくなると思い込んでいる人もいます。気持ちよくなるのは良いとして、ボーっとなるのは、瞑想ではないです。瞑想すると、むしろ頭の中がクリアになり、いろいろな状況をはっきりと認識できるようになるのです。

たとえば書棚に雑然と本が並べられていると、必要な本を見つけ出せないです。ところが、作者名の五十音順に並んでいると、目的の本が簡単に見つけられます。それは、整理されているか

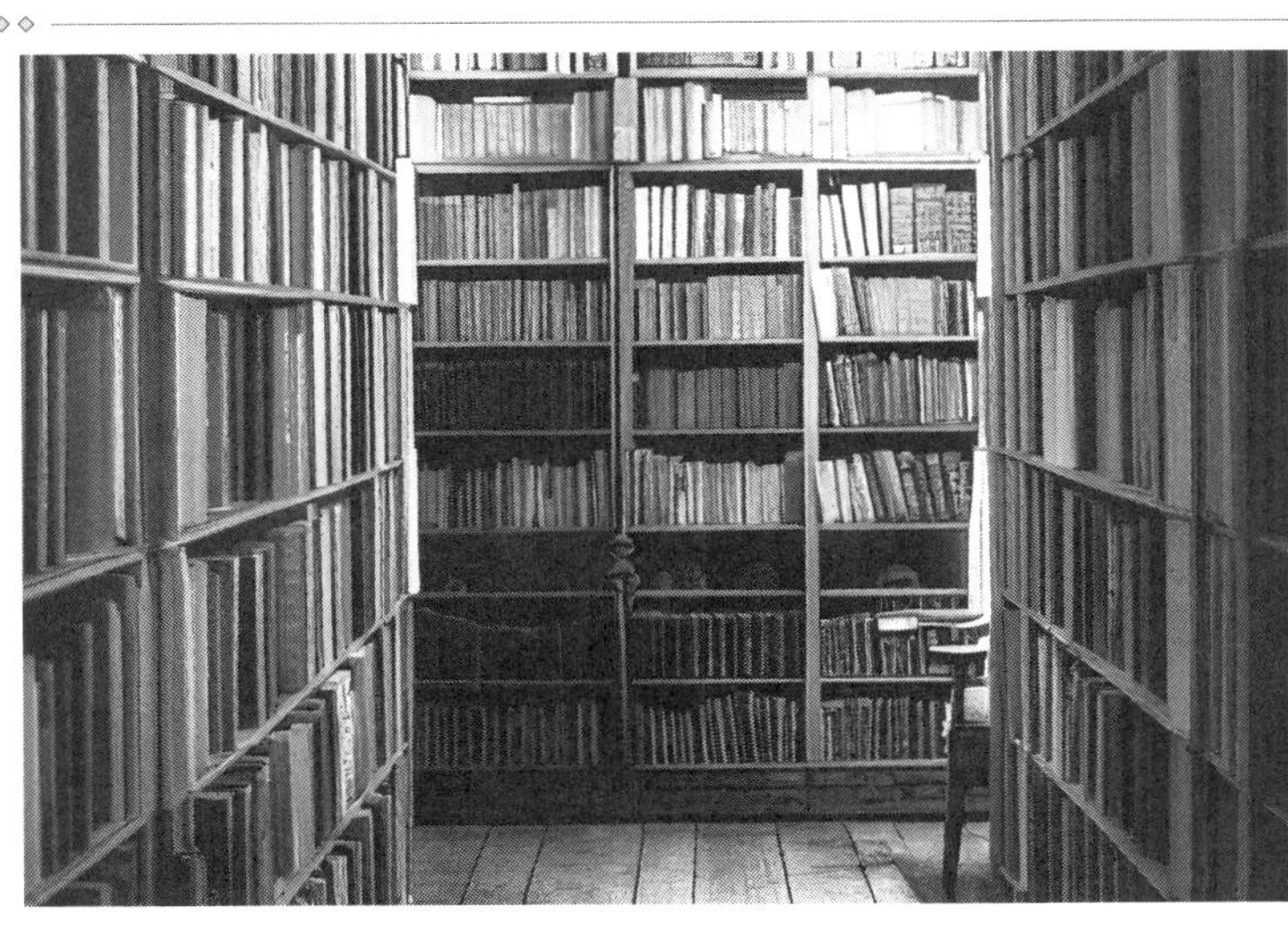

らです。書店でも作家別や出版社別、ジャンル別などの区別がされています。もし、その区別がされていないで、ぐちゃぐちゃに並べてある書店があったとしたら、誰も来ないで、すぐにつぶれてしまうでしょう。

心の中が乱れていると、何を選んだら良いか判らずに、誤った選択をしてしまうのです。整理能力を高めるには、その前に「現状認識」をすることです。つまり、心が乱れていることを、しっかりと認識することが大事なのです。

大きな動揺をしたときには「あっ、ダメだ、心を落ち着けなければ」と思います。そうやって気づくときは良いけれど、小さな心の乱れは気づかないです。それに気づければ、人生に迷い、誤った選択をして人生が狂うことを回避できるのです。

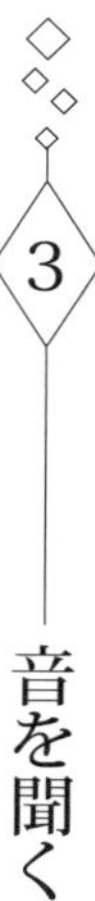

## 3 音を聞く

瞑想をするときには、音の問題があります。例えば騒音の中で瞑想をしようとすると、その音が邪魔になって、瞑想どころじゃなくなるでしょう。じゃあ、音のないところなら瞑想しやすいかというと、そうではないです。外部の音を99・99％遮断した「世界一静かな部屋」という無響室に入ると、普通の人は、20分以内に頭がおかしくなってしまうそうです。45分耐えるのが限界だという実験もあります。

感覚遮断は拷問に使われるぐらいなので、音がないと普通の人は正常な神経を保っていられなくなります。ヒマラヤで修行する行者は、静かな環境で深い瞑想ができるのかというと、その逆でいろいろな音があるから、良い瞑想ができるのです。小鳥がさえずり小動物が動き回り、木々のこすれる音や滝の音、氷河の崩落する音や、風雨や雷など、自然環境の中では、いろいろな音に包まれます。

瞑想をするときには、その聞こえてくる音を、瞑想の役に立てるようにします。音がうるさく

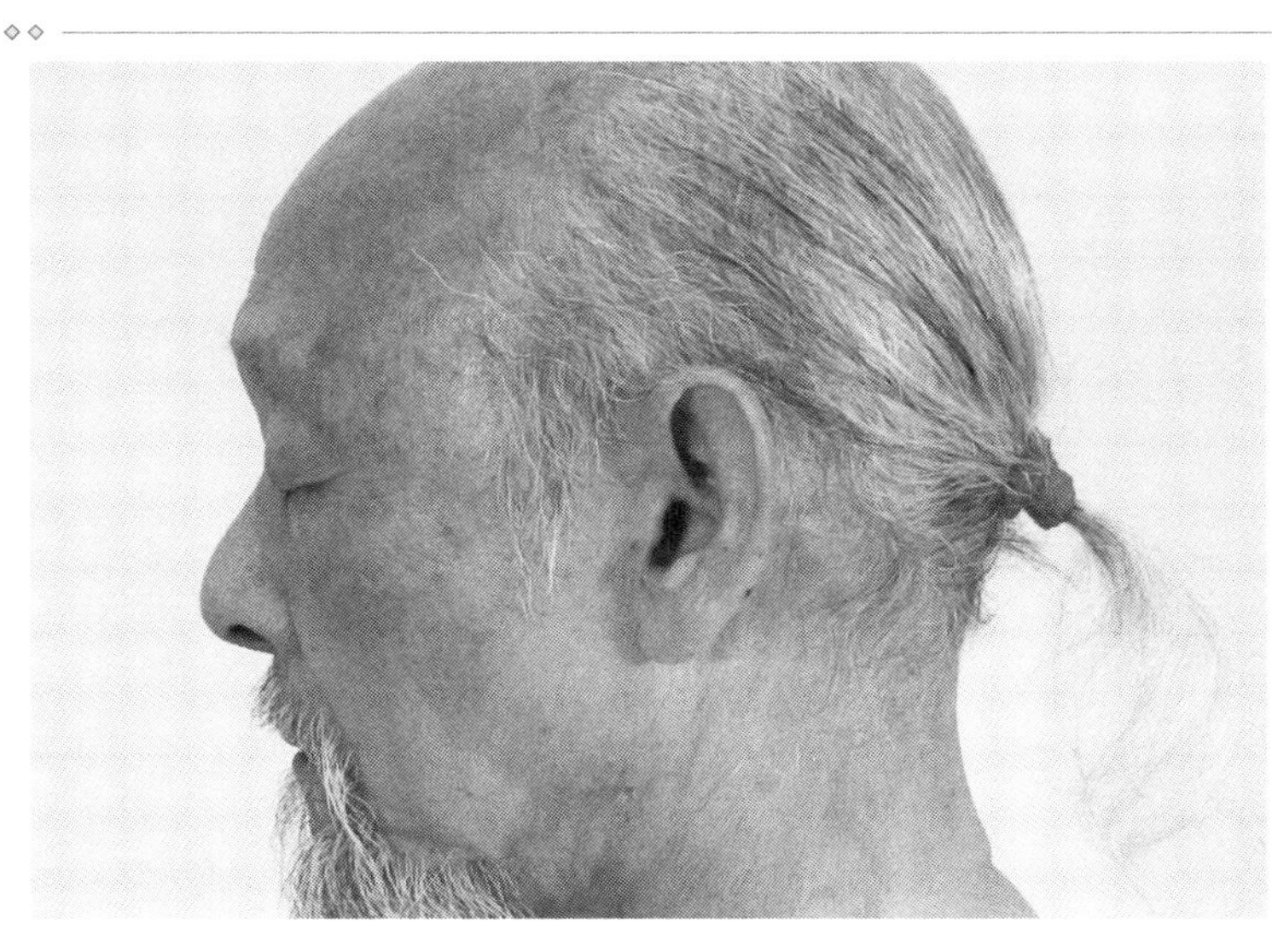

感じて聞かないようにすると、瞑想はうまくいきません。聞こえてくる音に、心がかき乱されてしまうのです。むしろ、積極的に音を聞くようにします。

音を聞くということに専念すると、それだけで集中状態になります。すでに、それ以外の雑念が浮かばないので、安定した瞑想に入れます。瞑想で音を聞くのは、最終的に「宇宙で起きているあらゆる音」を聞き取ることによって、宇宙のすべてを知り尽くすためです。

瞑想能力は、整理能力でもあります。

たとえば音を聞く場合、聞こえてくる音の種類を整理します。大きな音や小さな音、体内から聞こえてくる音や、ありえないような音が聞こえることもあります。そのすべてを冷静に聞き取ることです。「これは心臓の鼓動だな」「隣の部屋の音だな」「自分の呼吸音だな」「電車の音が聞こえたけれど、ここまで届くはずないのにな」「ん？　滝の音？　この都会ではありえないな」と、冷静に現状認識をしつつ、聞こえてくる音をしっかりと捉えるのです。

常識にとらわれず、聞こえてくる音を、すべて聞き取るようにします。たとえ、滝の音でも、何百キロも離れた実家で飼っている犬の鳴き声でも、受け入れてください。それが、あらゆる音を聞く、ということです。

ただし、そのときに瞑想能力を発揮できるかできないかが、分かれ目です。ありえない音がいろいろ聞こえてくると、幻聴だと思ったり、頭がおかしくなったと考えたり、神の声が聞こえたと狂喜して、教祖になろうとしたりするのは、すべて瞑想能力の欠如です。

しっかりとした瞑想能力があれば、そういう現象を冷静に捉えることが出来ます。幻聴であれ、聞こえてくる音はしっかりと捉えるのです。頭がおかしくなったと考えずに、落ち着いて現状認識をするのです。神の声が聞こえたとしても、それが何を言っているのかを冷静に捉えて、少なくとも教祖になろうとしないことです。

重要なのは、どんな音や声が聞こえても、冷静に捉えることです。聞こえてくる音に対して、反応するのではなくて、ただただ音を聞くというだけです。その冷静さが、瞑想能力を磨き上げるのです。冷静というよりも「冷徹」という表現の方が合うぐらいに、徹底して音を聞く姿勢を貫くのです。その先に「宇宙のすべての音を聞く」があり、さらにその先で「宇宙のすべてを知り尽くす」ことに至るのです。

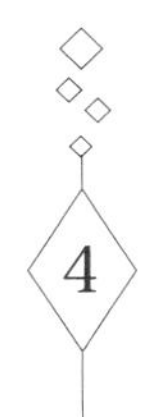

## 太陽瞑想法

目を閉じて見える現象については前述（44頁参照）しました。模様や色や光などが確認できたと思います。それらが、動いているのも確認できたでしょう。この確認できている現象の中に、奥義への入り口があるのです。

一つのヒントは、スーリヤ・ディヤーナ（太陽瞑想法）です。私が最初にインドに行ったとき（１９７７年）に、リシケーシュの対岸で、瞑想をしているインド人行者がいました。小さな小屋の庭先で、太陽の方向を向いて瞑想をしていたのです。近づいて垣根から覗くと、彼は目を開けて太陽を見続けているのです。

少し上流のラクシュマンジュラのつり橋のところまで散策して、2時間後ぐらいに戻った時に、その小屋の前で、彼はまだ瞑想していました。もちろん、目を開けたままでです。他の日にも同

じ状態で瞑想しているのを見ましたので、彼は日中ずっと、太陽を見つめたまま瞑想しているのだと思います。

それを続けていると、当然ながら失明します。もしかしたら、彼はその段階ですでに失明していたのかも知れません。ヨーガの瞑想法に、スーリヤ・ディヤーナがあり、その目的はサマーディ（悟り）を得て、ムクティ（解脱）に至るということです。

ムクティを目指す修行者は、いろいろなアプローチをします。モウナ（沈黙）をし続けたり、片足立ちをし続けたり、片腕を上げ続けたり、地中に頭を埋め込んだり、果物だけを食べて暮らしたり（パラハリババ）と、さまざまです。

どういう修行をしても、本人がムクティ（解脱）という目的に向かっていれば、すべて正しい修行法です。だから、太陽を見続けることで、ムクティを得られると考えていれば、その彼にとっては正しい修行なのです。

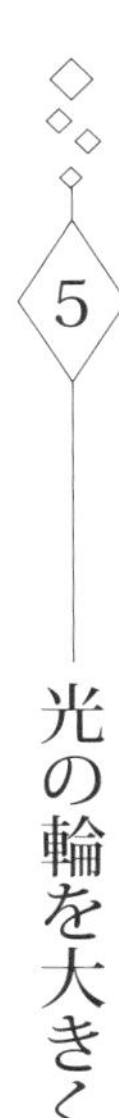

## 5 光の輪を大きくする

スーリヤ・ディヤーナの修行者が、何年間も太陽を見つめ続けていると、最終的に失明します。そうすると、目の前に見えるのは、目を閉じて見える現象とほぼ同じです。なので、本書の読者は、太陽を見続けるというスーリヤ・ディヤーナは実践しないでください。

失明してもムクティ（解脱）を得たいという強い意志のある人は別です。目を閉じるだけにしましょう。もし、スーリヤ・ディヤーナを実践してみようと思うのなら、地平線から出て間もないぐらいの太陽にします。そして20秒から30秒ぐらい太陽を見つめたら、目を閉じてその残像を見据えるようにします。それを繰り返すのなら大丈夫です。

太陽を見つめる代わりに、室内なら照明器具の明かりを15秒ほど見つめてから目を閉じます。細長い蛍光灯よりは、電球状の丸い照明器具の方がいいです。

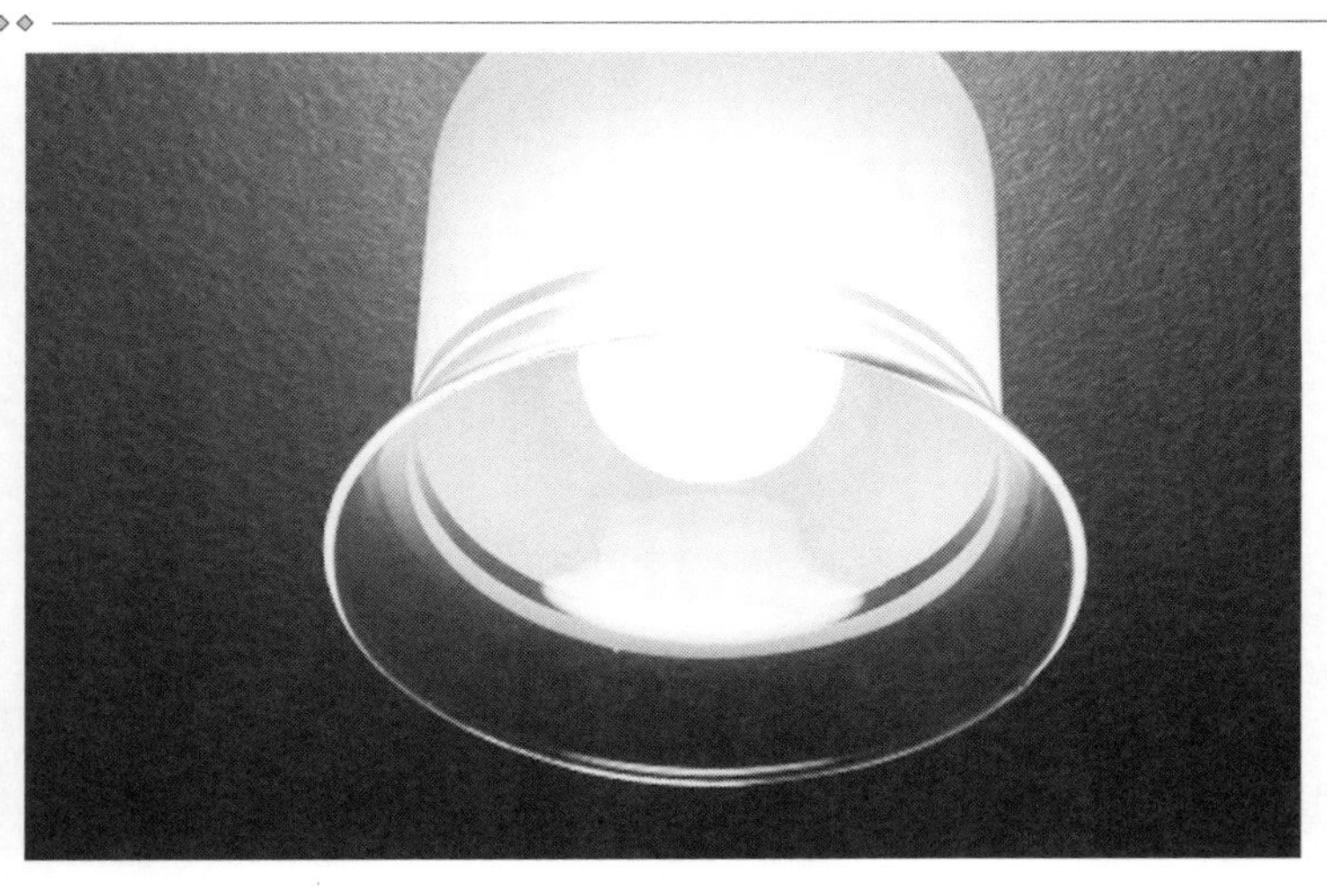

そうすると、目の前に円形の光の残像が見えます。しっかりと見据えると、紫色、緑色、黄色、灰色、白色など、いろいろな色に変化します。またその大きさも変化するし、光輪の場所も移動します。3〜5分ぐらい続くと、その光の輪はだんだん弱くなっていって消えます。

その、弱くなったり移動しだしたときに、それを元に戻すようにします。主に「意識」を使って戻します。意識する力が強ければ、光の輪は中央に戻せるし、光を強くすることも可能です。この、光を戻したり強くしたりする意識力は、奥義へのヒントです。

その方法に慣れたら、今度は照明器具を使わずに、普通に目を閉じます。そこから光の輪を作り出します。目を閉じた段階で、そういった輪があればそこ

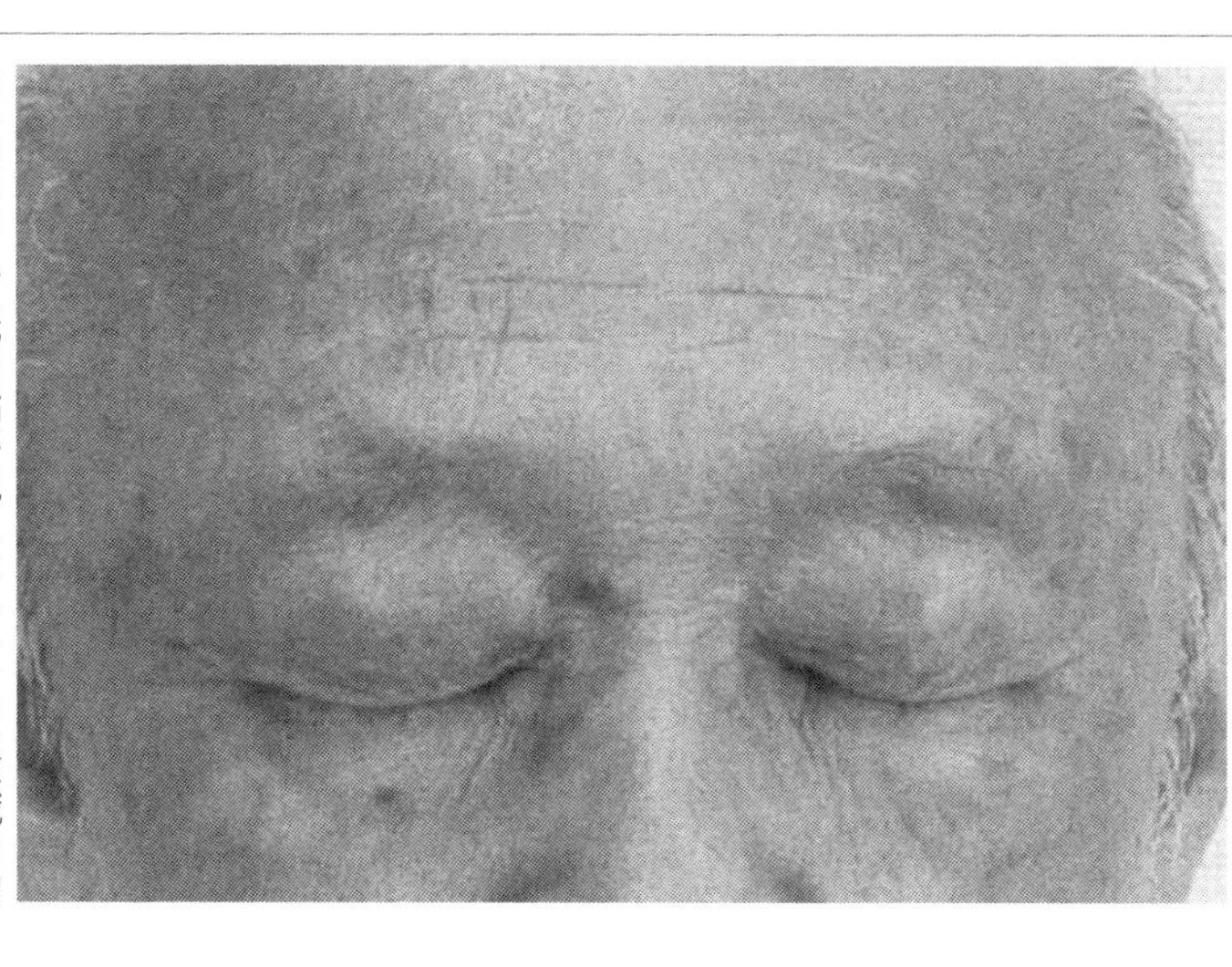

目を閉じて、光の輪が見えたらそこに意識を向ける。なければ、眼球を動かしたり、まばたきをすることによって生み出すこともできる。

に意識を向けます。そういう手掛かりがなければ、特徴的な輪を作り出します。

まずは、眼球を動かしたりまばたきをすると、光の輪が出てくることがあります。または、小さな点を見つけましょう。その点や光の輪をなるべく中央に持ってきます。そこは意識力を使いますが、少しだけ眼球を動かしてもできます。中央に持ってくると同時に、その輪を大きくします。これも意識力を使うか、注意深くまばたきをしてもできます。

この「注意深くまばたき」というのは、まばたきをするための圧を、眼球の奥の方で少しだけかけるのです。位置的には「脳内」となります。そのわたしのテクニックは「脳内集中」と呼んでいます。そうすると、両目の間に、エネルギーが集まります。その状態のエネルギーを光の輪に向けると、光の輪がはっきりとします。これは、わたしオリジナルのテクニックですが、試してください。意識を働かせることで、はっきりと光の輪を生じさせることが、瞑想を深める扉です。

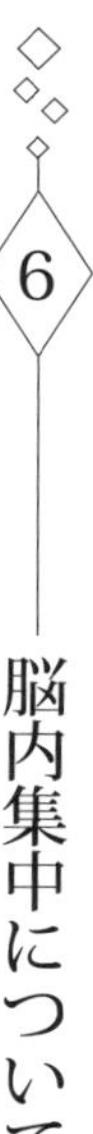

## 6 脳内集中について

わたしの脳内集中テクニックは、使い始めてから40年ぐらいになります。ヨーガ奥義と関係するので、説明します。

ヨーガ経典類に書いてあるテクニックを身につけていく過程で、単に身体操作だけではできないものがいくつもありました。たとえば、空中浮揚、ルンゴム（空中歩行）、ツンモ（体温調節技法）、シャクティチャーラニー・ムドラー（クンダリニー覚醒技法）などです。これらのテクニックは、意識操作がかなりのウエイトを占めています。わたしが体得していく過程で、そのことを実感しました。

その意識操作をしているときに、観察してみると、自分自身が「脳内集中」をしていることに気づいたのです。その後、大学の研究機関などで、瞑想時の脳波計測をしたときに、試しに「脳内集中」をしました。

すると、どの機関の研究者も一様に「脳波がこんな状態を示すことはない！」と驚くのです。

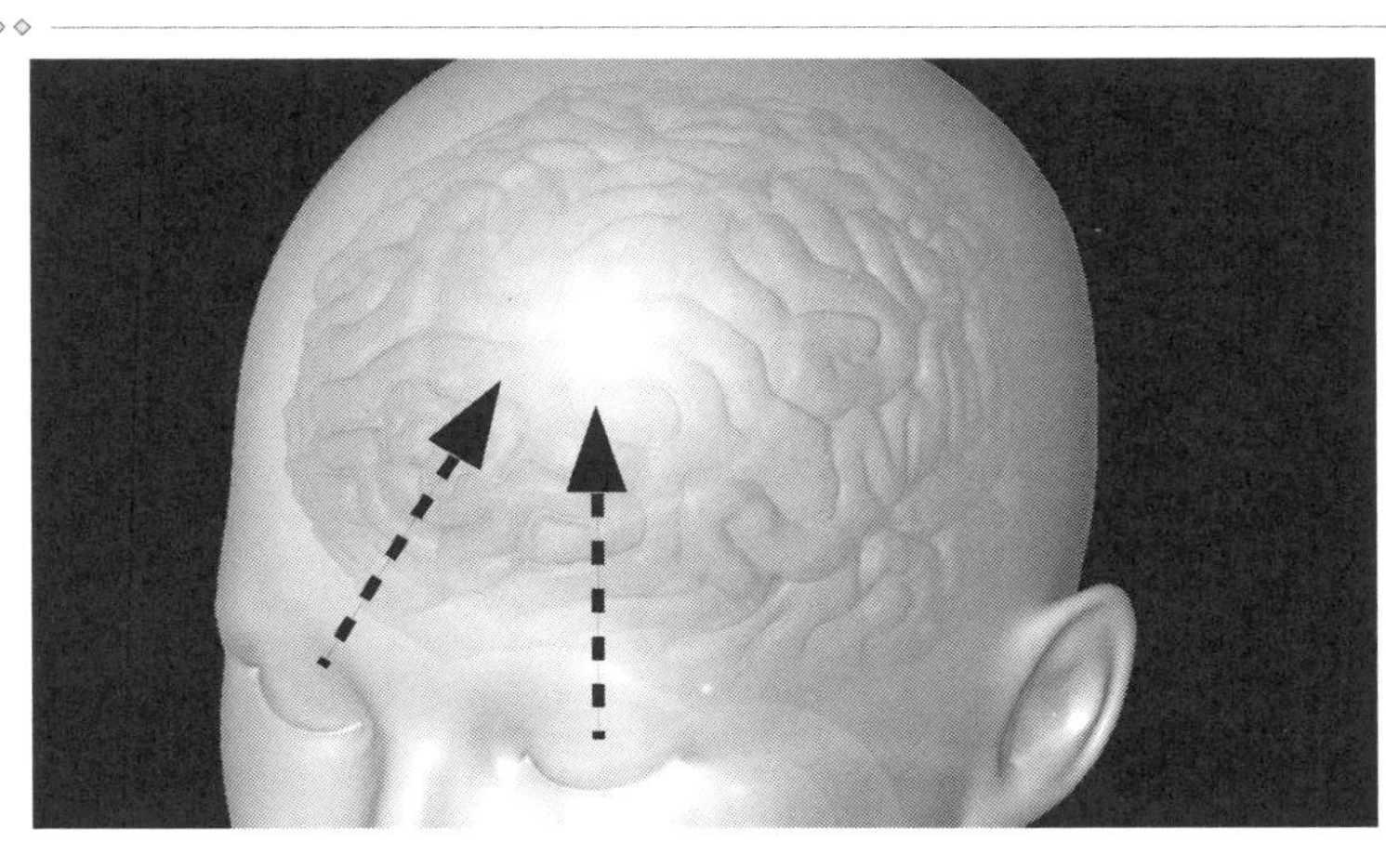

ＮＨＫの「ためしてガッテン」という番組でその脳波計測をしたこともありました。わたしの脳の中では「脳内集中」がしっかりとされていて、それが計測値に出たのだなと確信しました。たぶん普通の人は、脳内集中をするということがないので、脳波研究者も、見たことのない波形だったのでしょう。

奥義となるテクニックを使っているときの、わたしの中では「脳内集中」の状態になっているのだと思います。テクニックによって、その集中箇所は違います。脳の中で集中するポイントを変えていくには、眼球が関与していますす。どう関与しているのかというと、その集中ポイントの方を見るようなアプローチをするのです。

そうすると、あきらかにピンポイントで、集中箇所が実感できるのです。それが脳内と身体の他の部位では、感触が違います。身体の中では、７つのチャクラとして知られているエネルギーセンターが、よく集中に使われます。

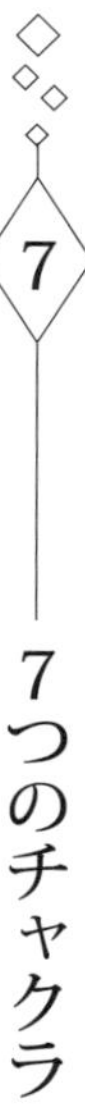

## 7つのチャクラ

7つのチャクラの伝統的に伝えられている意味合いは次のようなものです。以下は、拙著『クンダリニー・ヨーガ』ＢＡＢジャパン刊）からの抜粋です。ただし、このチャクラの説明部分は読み飛ばしてもいいです。その理由は174頁にあります。

### ① ムーラーダーラ・チャクラ（脊椎最下部チャクラ）

第一のチャクラは、ムーラーダーラ・チャクラ（脊椎最下部チャクラ）で、ムーラ（根）アーダーラ（支える）チャクラ（輪）という名の第一のチャクラ（輪）である。脊柱の根元に位置し、肛門と生殖器の間にある。4つの赤い花弁の蓮華で、それぞれの花弁にサンスクリット語のva, śa, ṣ, saが書かれている。その蓮華の中央には地の象徴の黄色い四角形と、ヨーニ（女陰）のシンボルの逆三角形がある。このヨーニはカーマと呼ばれ、スィッダ（達人）により崇拝されている。ここにクンダリニーが眠っている。クンダリニーが目覚めれば、その人はダルドゥリ・シッ

## 7つのチャクラ

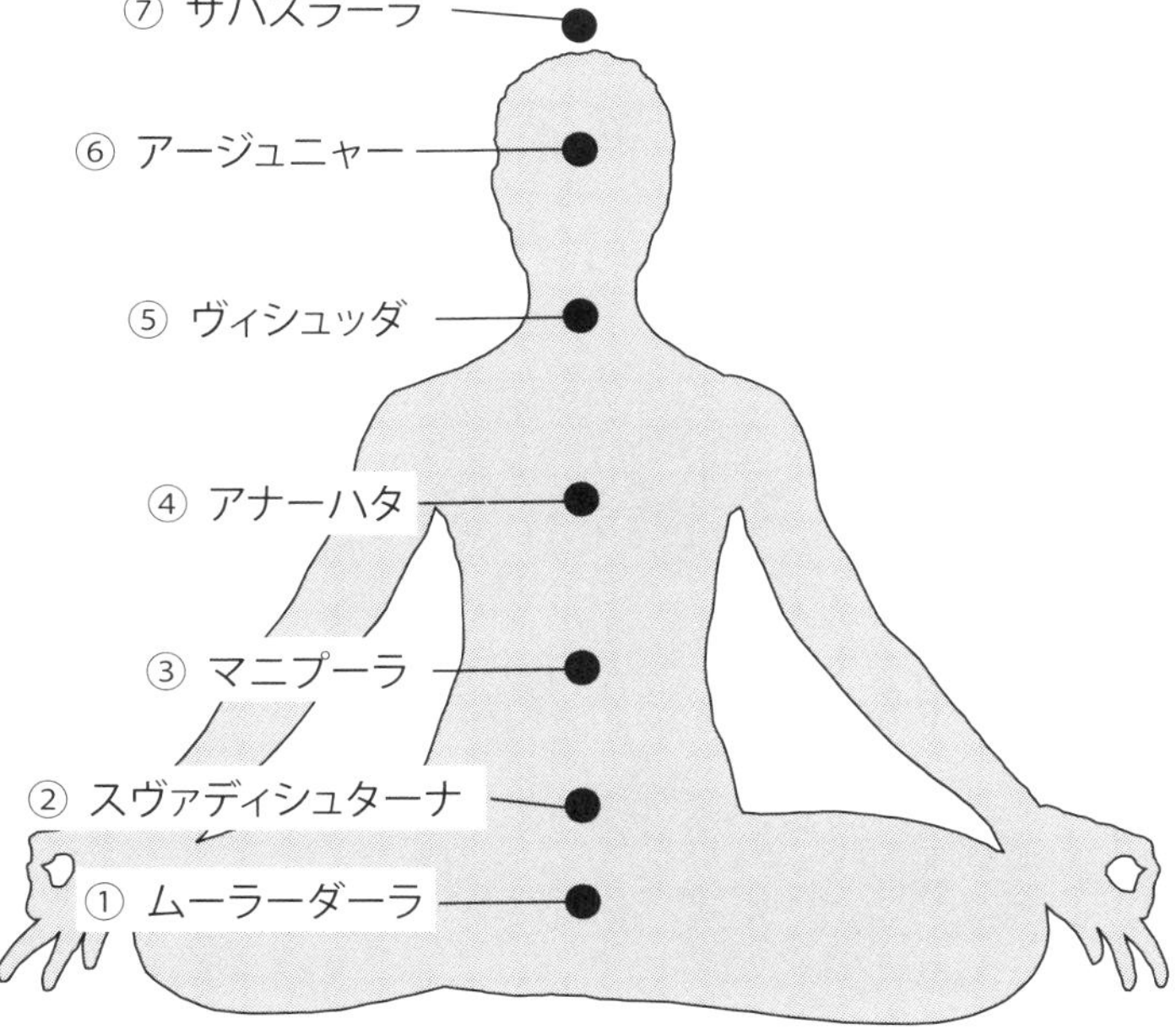
⑦ サハスラーラ
⑥ アージュニャー
⑤ ヴィシュッダ
④ アナーハタ
③ マニプーラ
② スヴァディシュターナ
① ムーラーダーラ

ディ（地上から上に上がる力）を得る。ムーラーダーラ・チャクラは物質の粘着力、慣性、音が生じること、嗅覚、吸気、およびインドラ、ブラフマー、ダーキニー、シャクティ等の神々に関係している。瞑想の効果として、知識と健康が得られる。

**② スヴァディシュターナ・チャクラ（仙骨叢チャクラ）**

スヴァディシュターナ（自分の状態、本質）チャクラ（輪）という名の第二のチャクラ（輪）である。男性生殖器官の基部（仙骨叢）に位置し、女性ならば子宮、男性は精嚢に当たる。朱色の6つの花弁の蓮華で、それぞれの花弁にサンスクリット語の ba,bha,ma,ya,ra,la が書かれている。その蓮華の中に白い半月（又は三日月）があり、ヴァルナ神と神秘的に関係している。水の要素、白色、吐気、味覚、手などに関係している。瞑想の効果としては、水に対する恐れがなくなり、自分の感覚を完全にコントロールでき、直観的知識を得る。アストラル体についての完全な知識を持ち、不純な性質が完全に消滅される。そしてこのチャクラが完全に開発されたヨーギーは、ムリテンジャヤ（死を征服した者）となる。

**③ マニプーラ・チャクラ（臍部チャクラ）**

マニプーラ（宝石の町）チャクラ（輪）という名の第3のチャクラ（輪）である。臍の領域に位置し、肉体上の太陽神経叢に対応している。10の花弁を有する青い蓮華で、それぞれの花弁にサンスクリット語の ḍa, ḍha, ṇ, ta, tha, da, dha, na, pa, pha が書かれている。その蓮華の中には赤い三角形がある。ここがアグニ・マンダラ（火の領域）であり、アグニのビージャ（火の種子）がここにある。このチャクラの支配神はマハールドラ神とラーキニー・シャクティ女神という説と、ヴィシュヌ神とラクシュミー女神という説がある。マニプーラ・チャクラは火の要素、太陽、月経（ラジャス）、消化をつかさどるサマーナ・ヴァーユや視覚などに関係している。瞑想の効果として、学問と才能の向上が挙げられる。

### ④ アナーハタ・チャクラ（心臓部チャクラ）

アナーハタ（触れずに出される音）チャクラ（輪）という名の第4のチャクラ（輪）である。心臓の領域に位置し、肉体上の心臓の神経叢に対応する。12の金色の花弁を持つ蓮華で色は赤という説が一般的だが、ピンクとか朱色、灰色という説もある。それぞれの花弁にはサンスクリット語 ka, kha, ga, gha, ṅa, cha, chha, ja, jha, ña, ṭa, ṭha が書かれている。その蓮華の中には2つの三角形が交錯した6芒星があり、中央に金色の3角形があってバーナ・リンガの形をとったシヴァ神がいる。6芒星の上方にはイーシュヴァラ神が、カーキニー・シャクティ女神を従えている。瞑想の効果としては、高貴さと識別智やケーチャリー・シッディ（空中飛行の能力）、ブーチャリー・シッディ（世界中どこへでも思いのままに飛び歩ける能力）、カーヤ・シッディ（他人の身体に入る能力）などが得られる。

### ⑤ ヴィシュッダ・チャクラ（咽喉部チャクラ）

ヴィシュッダ（清浄）チャクラ（輪）という名の第5のチャクラ（輪）である。喉の根元に位置し、十6の花弁の蓮華で、それぞれの花弁にサンスクリット語の母音 a, ā, i, ī, u, ū, ṛi, ṛī, ḷi, ḷī, e, ai, o, au, ṁ, ḥ が書かれている。色は灰色、白、青、紫などいくつかの説がある。支配神はサダーシヴァ神（男性原理と女性原理を併せ持つ）でシャーキニー女神を従えている。このヴィシュッダ・チャクラに瞑想することで、雄弁さと四つのヴェーダ（聖典）についての完全な知識が得られるとされている。

### ⑥ アージュニャー・チャクラ（眉間チャクラ）

アージュニャー（命令、号令）チャクラ（輪）という名の第6のチャクラ（輪）である。眉間に位置し、白色の2枚の花弁を有する蓮華で、それぞれの花弁にサンスクリット語の ha, kṣa が書かれている。第3の眼、シヴァの眼、知慧の眼などと呼ばれている。このアージュニャー・チャクラの支配神はパラマ・シヴァ神であり、ハーキニー女神を従えている。瞑想の効果としては、現世での成功が得られ、過去世のすべてのカルマ（業）を破壊するといわれている。

**⑦ サハスラーラ・チャクラ（頭頂部チャクラ）**

サハスラ（1000）の花弁を持つ蓮華の、チャクラ（輪）という名の第7のチャクラ（輪）である。頭頂部の上に位置し、肉体の束縛から離れた意識体内にある。それぞれの花弁にはサンスクリット語のアルファベット50文字が何度も（50×20）繰り返し書かれている。シヴァ神の居所であり、シャクティ女神と究極的結合により、サーダナ（成就法）の最終目的が実現される。クンダリニー・エネルギーがこのサハスラーラ・チャクラに到達すると、ヨーギー（ヨーガ行者）は超意識状態および最高の知識、つまり梵我一如を得て、解脱できるとされている。

## 8 脳内を上下に移動する

この7つのチャクラで脳内集中と位置的に近いのは、アージュニャー・チャクラ（眉間チャクラ）です。光の輪を見る脳内集中と、眉間に集中するのでは、位置関係が若干違います。集中するときの眉間は脳内ではなく脳の表面近くになります。そして眉間の方が光の輪を見る脳内集中の位置より少し高いです。

サハスラーラ・チャクラ（頭頂部チャクラ）は、元々身体内にはないので、当然脳内ではないです。それを考えると、7つのチャクラに集中するのは、脳内集中とは区別していいでしょう。奥義に直結することなので、わたしの経験上の脳内集中について、少し詳しく説明します。

集中ポイントに、ほんの少しの圧をかけるのですが、可能な限り「意識圧」をかけます。つまり、物理的な圧をかけるのではないということです。厳密にいうと、物理的な圧も少しだけかかります。

それによって脳内の一か所に集中しているという実感があることが必要です。思い込みではなく、集中しているという体感を確認しましょう。

まずは目を閉じたまま、まばたきをするための圧を、眼球の奥の方で少しだけかけて、両目の間に、エネルギーを集めます。脳の表面ではなく、内部です。このテクニックをまず、身につけてください。このテクニックの話を進めるために、そのポイントをわたしは「脳内眉間」と呼びます。脳内集中は、必ずこの一点に集中することから始めます。前方に意識を向けて集中するのではなく、「脳内眉間」に集中するのです。

その集中ポイント「脳内眉間」に意識を向けると、確かな手ごたえを感じられるはずです。眉間に意識を向けてから、それを少し内側（感覚的には自分の方）に移動します。それ（脳内眉間）が感じられたら、その集中ポイントを移動してみます。

最初に練習するのは、上方移動です。少し上に移動してから戻すというのを繰り返します。それをリードするのは眼球です。眼球を少し上に向けると、集中状態が上に移動します。そして「脳内眉間」に戻すのを繰り返します。

前方に認識できる画像を見据えながらの繰り返しは、だいたい45度上方までです。このときは、眼球の移動に少し遅れて前方の模様も上下します。そこから真上までの上方移動は、完全に脳内を頭頂部近くまで移動します。真上の集中ポイントを「脳内頭頂」と呼びます。このときは、模様の上下動はほとんどありませんが、意識圧が強まります。45度までと真上までの意識圧の違いを認識してください。

脳の内部に集中状態が入っていくと、「眼圧が上がる」感触が得られると思います。それが、脳内集中の上方移動による体感です。

その前半と後半をつなげて、「脳内眉間」から「脳内頭頂」まで集中状態を移動して戻すという練習を繰り返します。最初は45度を境に、前後半の切り替えが難しいと思います。そこをきれいにつなげて移動できるようにします。しっかりと脳内眉間と脳内頭頂の移動を身につけてください。

## 脳内を左右に移動する

次に集中状態を脳内眉間から左脳の左端と右脳の右端に移動します。左右の移動は、眼球を動かさないで、意識だけを機能させます。そのために移動に伴って模様が移動することはないです。ほんの少し左右に動くのは仕方ないけれど、移動に伴って模様が動くのはダメです。なぜなら、模様が動くと、脳内移動にならないからです。脳内に集中して移動する場合は、模様に焦点を合わせないです。目を閉じて見えている模様や色などの画像は脳内にあるのではなく、瞼の裏側にあるのです。脳内は、その模様よりもっと内側です。

左右の端までの移動がうまくいくと、少しだけこめかみに圧を感じると思います。左脳の左端に集中移動をすると、左のこめかみに圧が加わり、右脳の右端に集中移動をすると、右のこめかみに圧が加わります。

眼前の模様はその移動には反応しません。左端と右端を瞬時に移動しようとすると、脳内移動ではなくなるので、模様が左右に動きます。脳の中を集中状態が縫うように移動するのです。

この上下と左右の移動が基本になります。これを徹底的に習熟すると、その先は、脳内のどこでも、自在に移動できるようになります。そのときも、瞬時に移動するのではなく、脳内を縫うように移動します。

脳内のどこへでも集中状態を持っていけるようになると、気づくことがあります。それは実際の脳の大きさより大きく感じられるということです。しかしそれで正しいです。

## 10 武術に活かす脳内集中

脳内に集中すると、外の世界を如実に認識できます。たとえば左脳の左端に集中状態を移動すると、その集中ポイントを通して、左側の外界の様子を繊細に感じ取ることが出来ます。目で見るより精緻に認識できるのです。目で見る場合、「左側に人がいるな」という認識ができます。脳内集中で左側を認識すると、左側にいる人のエネルギー状態を把握できるのです。

武術の達人が左側にいる敵を目で見るのではなく、脳内集中で感知すると、その敵がどういう

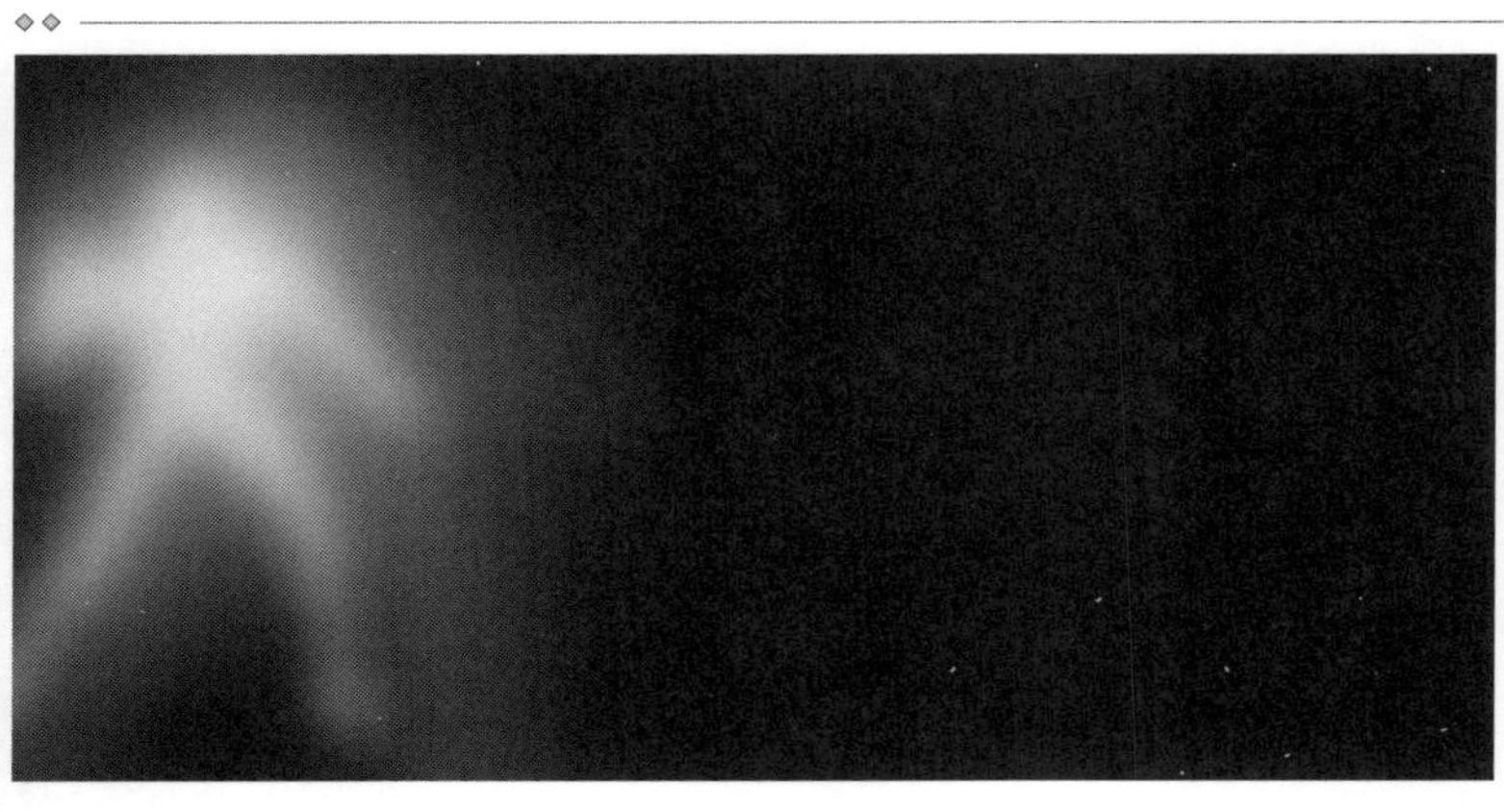

襲い方をしてくるかが、鮮明に認識できます。そうすると、その敵の攻撃をかわすことも、相手を倒すことも容易にできるのです。

古来、剣聖と呼ばれるような達人は、それとは認識しなくても「脳内集中」を活用していました。並の武術家よりずば抜けて腕が立つのは、そういう察知能力が活かされているからです。「脳内集中」はヨーガでも武術でも、奥義のテクニックと言えるでしょう。

## 11 意識を働かせる

どこか一か所に意識を向けると、意識圧がかかりますが、物理的な圧もかかります。意識で何かの動きを誘導することは、念力という言葉も使われています。一時期、スプーン曲げがブームになりました。ユリゲラーが日本に来て、少年少女たちがスプーンを曲げて話題になりました。その当時のスプーン曲げ少年は、関口淳君、清田益章君、秋山眞人君などが名を連ねていました。

その中で、清田君は今でもその能力を保っています。この話で、勘違いしてほしくないのは、顔を赤くして力んで「スプーン曲がれ！」というアプローチは間違いだということです。最近は、マジシャンが、マジックネタとして簡単にスプーン曲げをしています。力を使ったり、マジック技を使ったりするスプーン曲げではなく、意識を働かせてするスプーン曲げを、清田君は続けているのです。

スプーンが切れた断面を分析すると、明らかに人の力で捻じ曲げたり切ったりした状態ではないということが証明されています。ブームになった当時から現在まで、清田君は科学的な検証に協力し続けています。現代科学では説明のつかない現象を起こしているということです。

彼はほとんど力は使わないし、力みもしません。意識力を働かせているのです。志賀一雅氏が主宰している「脳力開発研究所」で、長年データ収集に協力しています。スプーン曲げができる人ややっている人は沢山いますが、科学的データ収集に協力し続けている人は、清田君以外聞いていません。その意味で清田君のスプーン曲げは信用できるし、貴重な存在だと思います。このスプーン曲げに使われている「意識力」は、最初に紹介した、中村日出夫氏の「垂木切り」にも通じるものがあります。清田君のスプーン曲げも、ある意味での「奥義」といえるテクニックだと思います。

その意味で「奥義」に一つの定義を与えるとすると「科学的な説明のつかない現象を意識的に起こす」ということになります。

## 12 すべてを満たす一つの色

ここから先は、奥義と直結する部分です。光の輪をしっかりと捉えて、それを少しでも大きくすることが出来たら、そのテクニックを根気よく続けます。光の輪を手掛かりにするのは、一般的に共通認識として理解しやすいからです。光の輪がはっきりとしたら、その輪を拡大させていきます。もちろん、これも意識力を使います。

ここで確認しておきたいことは、輪の外側と内側の違いです。外側は最初から見ている模様や色や光などが混在しています。しかし、内側はそれとは違う状態なのを確認してください。緑一色だったり、それが赤紫色になったりすると思います。

その内側の単一色になるという部分が重要です。奥義につなげる一つのヒントは、目を閉じて見えている現象を単一化することです。いろいろな現象が見えるのは、最初に確認するべきことです。そして、その現象を一つにまとめることが次の段階です。

光の環の内側は、見えている現象を単一化しやすいのです。その内側を拡大できれば、一つの色にまとめられるのです。つまり、光の輪の内側を拡げていって、目の前がすべて内側という状態になれば、単一色（緑とか赤紫など）で満たされることになります。そして、その単一色の中に自分自身が入り込めば、自分の周囲全方向が単一色で満たされることになります。

これは、瞑想の奥義を得るためには必ず得なければならないテクニックです。しかも、思い込みではダメなのです。一つの色ですべてを満たすのは、ある程度の瞑想能力が身に付けばできます。

しかし、このテクニックを詳細に説明するのは、非常に難しいです。そこでわたしは、小説仕立てで表現しました。拙著『ヒマラヤ聖者が伝授する《最高の死に方とヨーガ秘法》』（ヒカルランド刊）の422頁〜435頁を参照してください。

そしてその一つの色が何色かで、瞑想の進歩段階がはっきりとします。つまり、瞑想を深めていくと、満たされる色が変わってくるのです。最初が何色で、次の段階が何色で、その次の段階が何色というのは、ここでは書けません。どうしてかというと、最初にその色の順序を知識として知ると、その順番の色を出そうとしてしまうからです。

そうではなくて、瞑想が深まるにつれて満たされる色が変わってくるということです。なので、その順序は実際に瞑想体験を積み重ねて、確認してください。

「それでは正しいかどうかが判らない」という人がいます。しかし、何かの色で満たされたときに、正しければまったく疑問を持たないです。「この色でいいのかな？」という疑問が生じたら、それは間違いだと思ってください。

それ以外にも、瞑想でいろいろな経験をしますが、確かなものを得たときには、疑念の余地がないのです。奥義を得る、奥義へ向かうという瞑想をしていて疑問に思ったことは、すべて無視して、ただひたすら、瞑想をし続けてください。そうすると、そういった疑問が生じない、間違いのない、確かな手ごたえを得られます。その繰り返しで、徐々に奥義に向かうのです。

## 13 手のひらの表皮を動かす

瞑想は単に気持ちよくなったり、意識が高揚したりするものではありません。瞑想を深めていくと、前述のような、人間の愚かさが見えてきます。しかし、こういう考え方は人間の視点で捉えていたら、理解できないことです。「人間の視点を超える」ということは、動物の視点を持つ、植物の視点を持つということです。

それは、繊細な感性、繊細な意識力によるものです。わたしたちの繊細な感性、繊細な意識力は、主に手のひらに現れるし、手のひらで表現されることが多いです。前述のムドラーも身体表現のもっとも繊細な部分です。肉体を使う芸術は、どれも手のひらで繊細な表現をします。日本舞踊、バレエ、フラダンス、アイススケート、社交ダンス、新体操、アーティスティックスイミングなど、個人が身体を動かして表現することは、すべて手のひらの使い方が重要です。

また、レスリング、柔道、空手、太極拳などの、格闘技や武道は、主に手のひらをいかに上手に使いこなすかで、優劣が決まります。当然奥義修得のためには、手のひらのセンサーに磨きをかける必要があります。そこで奥義修得に直接役立つ、わたしのオリジナルの方法を紹介します。それは手のひらの表皮を動かすことです。

腕や手の指などの力は抜けていて、手のひらの表面だけを手首の方向に動かします。これに成功する秘訣は「意識力」のみです。徹底的に意識を働かせることで、手のひらだけが動くのです。そのための練習としては、力の抜き方を覚えることです。手のひらだけでなく、腕から足から全身の力を抜くテクニックを身につけることが、最低限必要です。

# 手のひらの表皮を動かす

腕や手指の力を抜いた状態で意識を働かせることによって手のひらの表皮を手首方向に動かすことができる。手のみでなく全身の力を抜くことが必要。

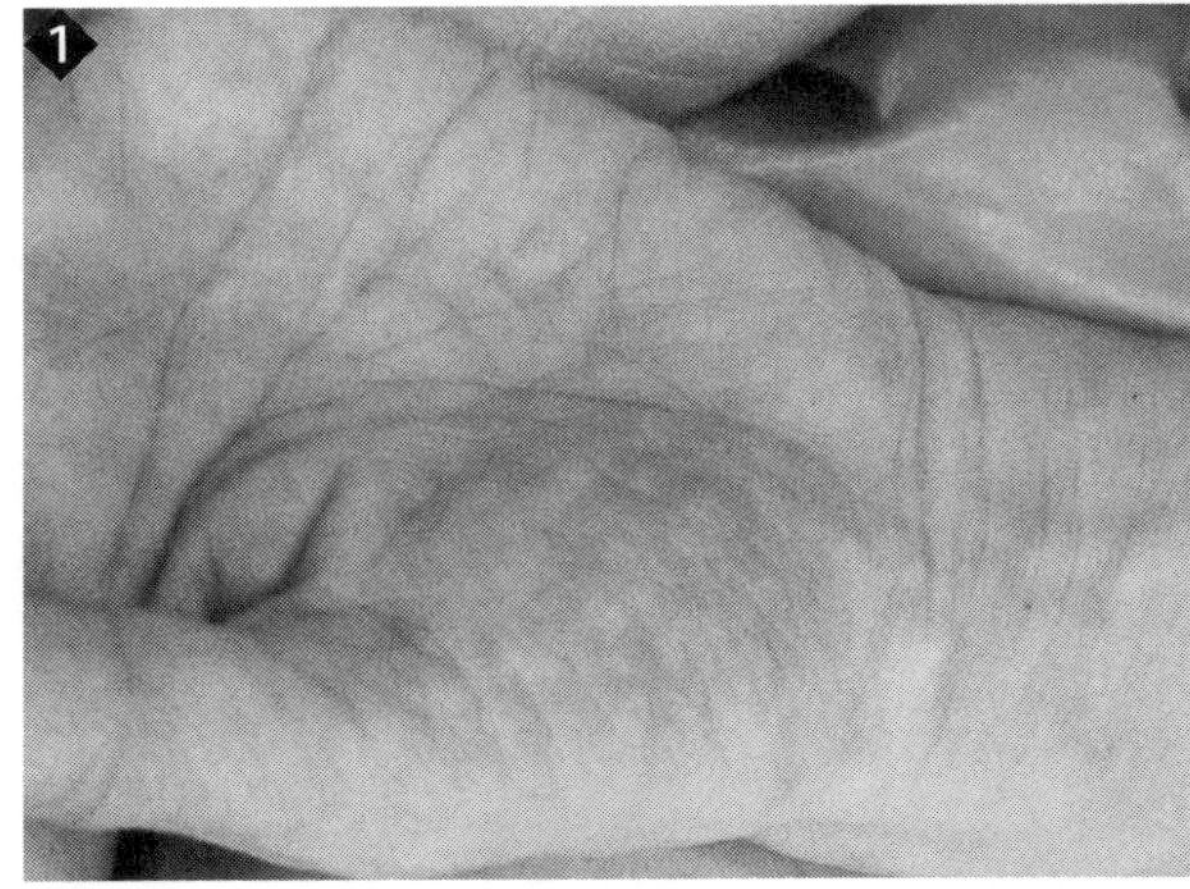


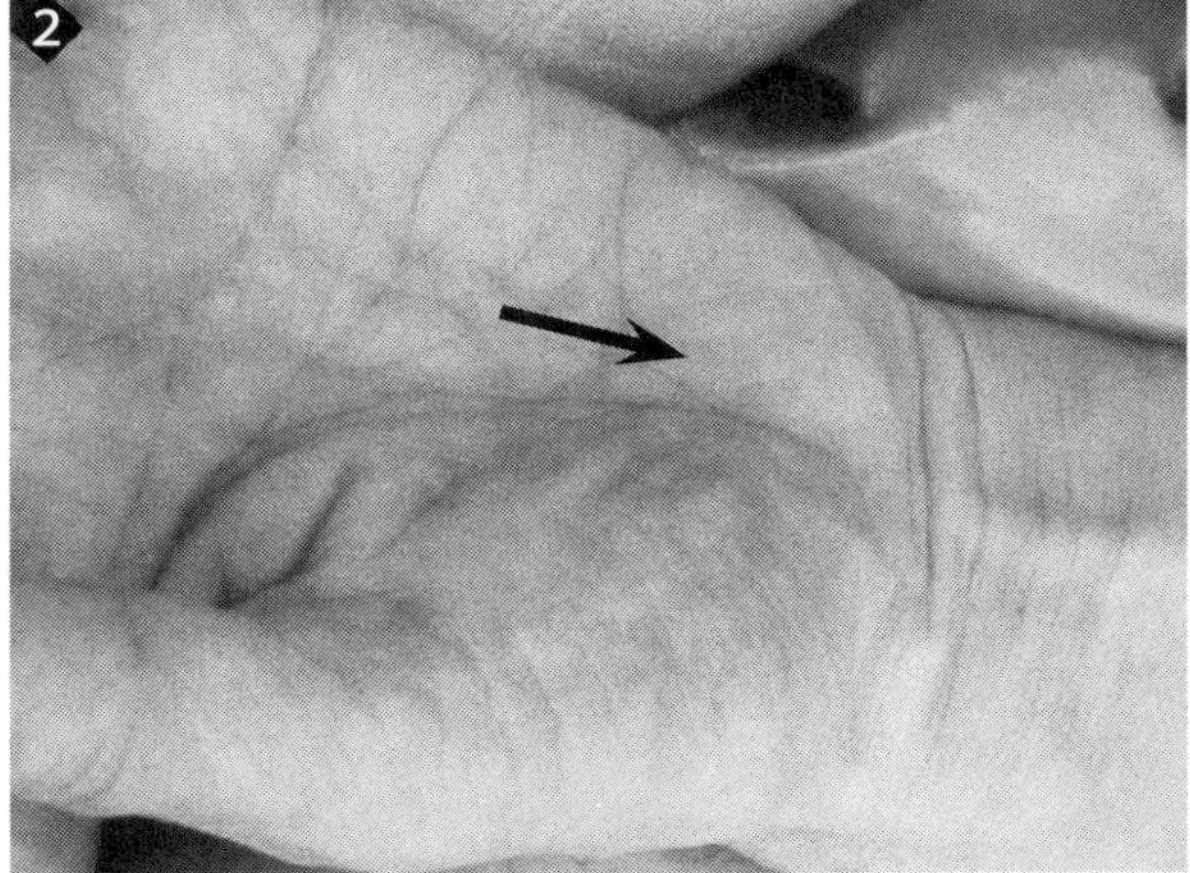

**動画で確認！**

手のひらの表皮を動かす様子を動画で見ることができます。左の QR コードを利用するか、https://youtu.be/VqDAh5vtNJY にアクセスしてご確認下さい。

この手のひらの表皮を動かすテクニックは、説明されただけでは理解できないです。そこで特別に、動画で見てもらえるようにしました。（右頁参照 https://youtu.be/VqDAh5vtNJY）その動画を参照してください。もしかしたら、映像を見ることで、できるようになるかも知れません。

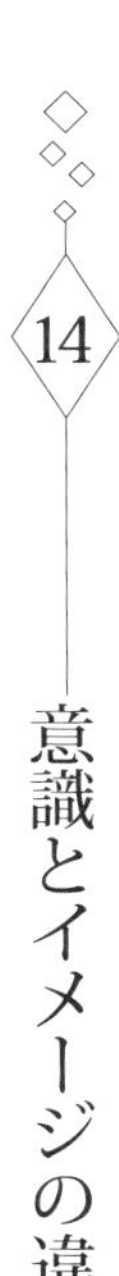

## 14 意識とイメージの違い

究極の奥義に向けてのアプローチには、意識力を使うことが必須です。繊細な意識を育てるとともに、意識を拡大するテクニックも重要です。本章5項（111頁「光の輪を大きくする」）で光の輪を広げていく練習をしましたが、それも意識の拡大です。

意識の拡大に大切なのは、「実感」です。確かな感覚として、拡大したという実感が伴えば正しいです。ここまでいろいろと紹介したテクニックを身につければ、意識の拡大は比較的やり易いでしょう。

意識の拡大はイメージの拡大ではないです。つまり、「意識する」ことと「イメージする」ことは違うということです。瞑想の初心者が「瞑想の達人になった」とイメージすることはできても、意識することはできません。なぜなら、実感が伴わないからです。イメージはいくらでもできます。「達人になったら、すごい瞑想ができるんだろうな」と考えることができます。「おれは瞑想の達人かもしれない」という思い込みもできます。しかし、そういう風にイメージしても、実際に瞑想の達人にはなってないです。

できるのは「瞑想の達人になろう」と意識することです。現在、達人ではないことを認識して、達人になるための第一歩を歩みだすことが「意識する」ことです。この違いは、イメージは頭で想い描くだけであり、意識は現在から未来へかけて実感を伴う内容だからです。

瞑想の達人になったイメージを想い描いてもいいけれど、瞑想の達人になろうとするならイメージを想い描いても無駄なのです。瞑想の達人になろうとするなら、そこへ向けて意識をして、一歩近づくための努力を始めなければならないのです。

瞑想で大切なのは「意識する＝実感を伴う」ことなのです。瞑想したような気分になっても瞑想状態をイメージしても意味がないのです。瞑想状態をしっかりと体験して、その実感を得る必要があるのです。

そのうえで、意識できている部分を拡大していくのです。

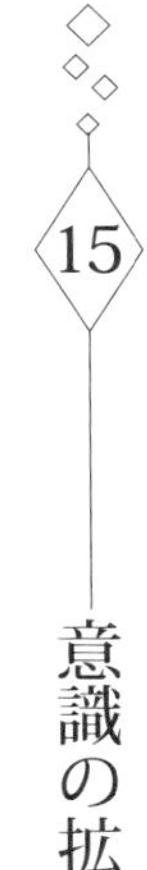

# 意識の拡大

意識の拡大で、一番重要なのは「実感」することです。楽な坐り方で目を閉じて、目の前をしっかりと見据えます。すでに、光の環を拡大することを理解しているでしょう。目の前の特徴的なポイントを見据えてください。そして、その距離はどのぐらいあると思いますか？　実感できている距離を確認してください。それが、50センチでも、5メートルでも500メートルでもいいのです。問題は「実感」できるかどうかです。

そこから、意識の拡大がスタートします。

その見据えているポイントの奥に注目します。必ず奥行きがあるので、それをしっかりと見つけてください。当然、最初のポイントの距離より遠くにあるはずです。そこから先は、さらに遠くのポイントを見つけていくということを繰り返します。

そうすると目の前の距離がどんどん遠くに延びていきます。これが「意識の拡大」の一つのテクニックです。それをどこまで延ばせばいいのかと思いましたか？　奥義を得ようと思うなら、宇宙の果てのその先まで延ばしてください。しかし、いきなり「宇宙の果て」ではなく、50セン

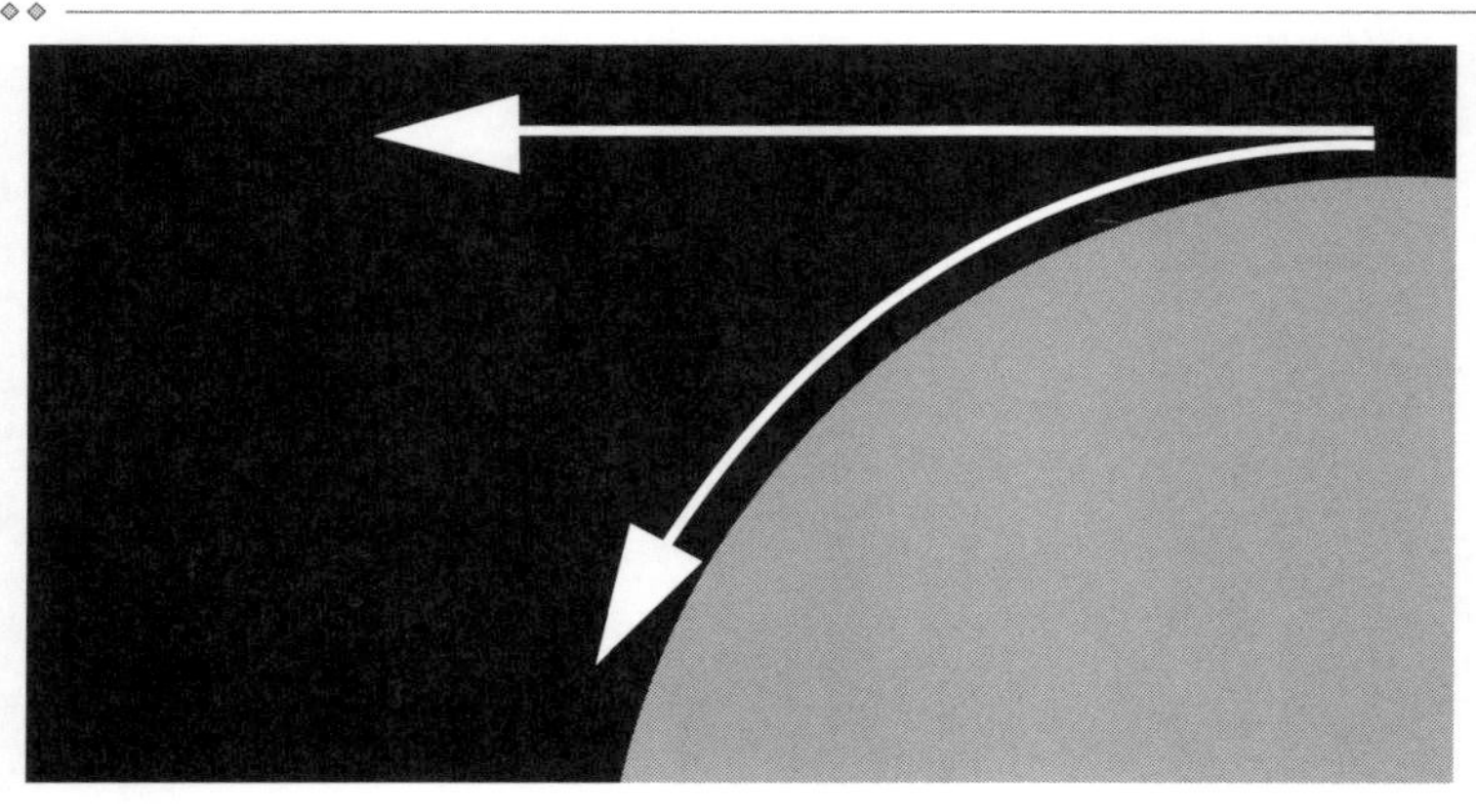

チを実感することから、確実に積み重ねてください。

50センチが確実に認識できることが重要です。そのうえで500メートル、5キロメートル、500キロメートルという具合に、特徴的なポイントの位置を遠くへ持っていくのです。

さらに5000キロメートル先まで意識を延ばすと、地球上を延ばしていくならカーブすることになります。まっすぐ延ばしていくと地球から離れる方向に行きます。どちらも正解ですが、瞑想能力を高めていくには、後者の方がいいです。なぜなら、瞑想は宇宙いっぱいに拡大していく必要があるからです。地球上を巡っているだけでは、究極に向かう瞑想は高まりも深まりもしません。

# 奥義・其の参

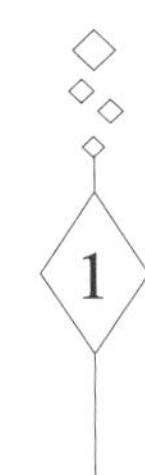

## 2年目のヒマラヤ修行

わたしのヒマラヤ修行は延べ13年をかけて12回の修行を成就しました。その中でもっとも命の危険に晒されたのは、2年目の2000年6月8日でした。ガンゴットリーからゴームクまでの18キロの山道が、一斉に土石流に見舞われたのです。わたしと弟子たちも当然、その被害に遭いました。慌てて岩陰に隠れると、大岩が頭上を飛び越えていきました。その後数時間後まで、土砂が降り続きました。幸運なことに大きなケガもなく近くの茶店で一夜を過ごすことが出来ました。

その日の集中豪雨では、北インドで30数人の死者がでたと新聞に報じられていました。わたしたちの向かうゴームクまでのルートでも、3名の死者が出て、その死者を乗せた担架を運び下すインド人とすれ違いました。わたしがその担架に乗ったかも知れなかったのだと思いながら、見送りました。

それでも、何とかゴームクの修行場にたどり着き、その年の修行を開始できたのです。ゴームク2日目でやっと落ちついたので、夜は本格的な瞑想の時間が取れました。長年続けてきた瞑想を、もう一度整理しようと思っていたので、まずはその第一歩を踏み出してみました。後日、この日の瞑想を「自覚瞑想」と名付けることになったけれど、この日実践したのは、自覚瞑想というよりは拡大瞑想という内容でした。意識を拡大していく中で、最終的に成就するであろう真の瞑想法への扉が開かれたという実感が得られました。

その拡大瞑想を際限なく続けてみた結果「宇宙の系」を肉体感覚としてはっきりと認識できたのです。知識として知っている太陽系や銀河系というのではなく、宇宙を構成しているあらゆるグループの存在と状態を体感できたのです。

その内容を説明するのは不可能に近いです。しかし、わたしの中でしっかりと整理され確立された瞑想法の名前が、直接的にわたしの顕在意識に浮上してきました。それが「系観瞑想」です。

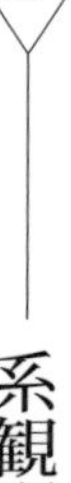

## 2 系観瞑想

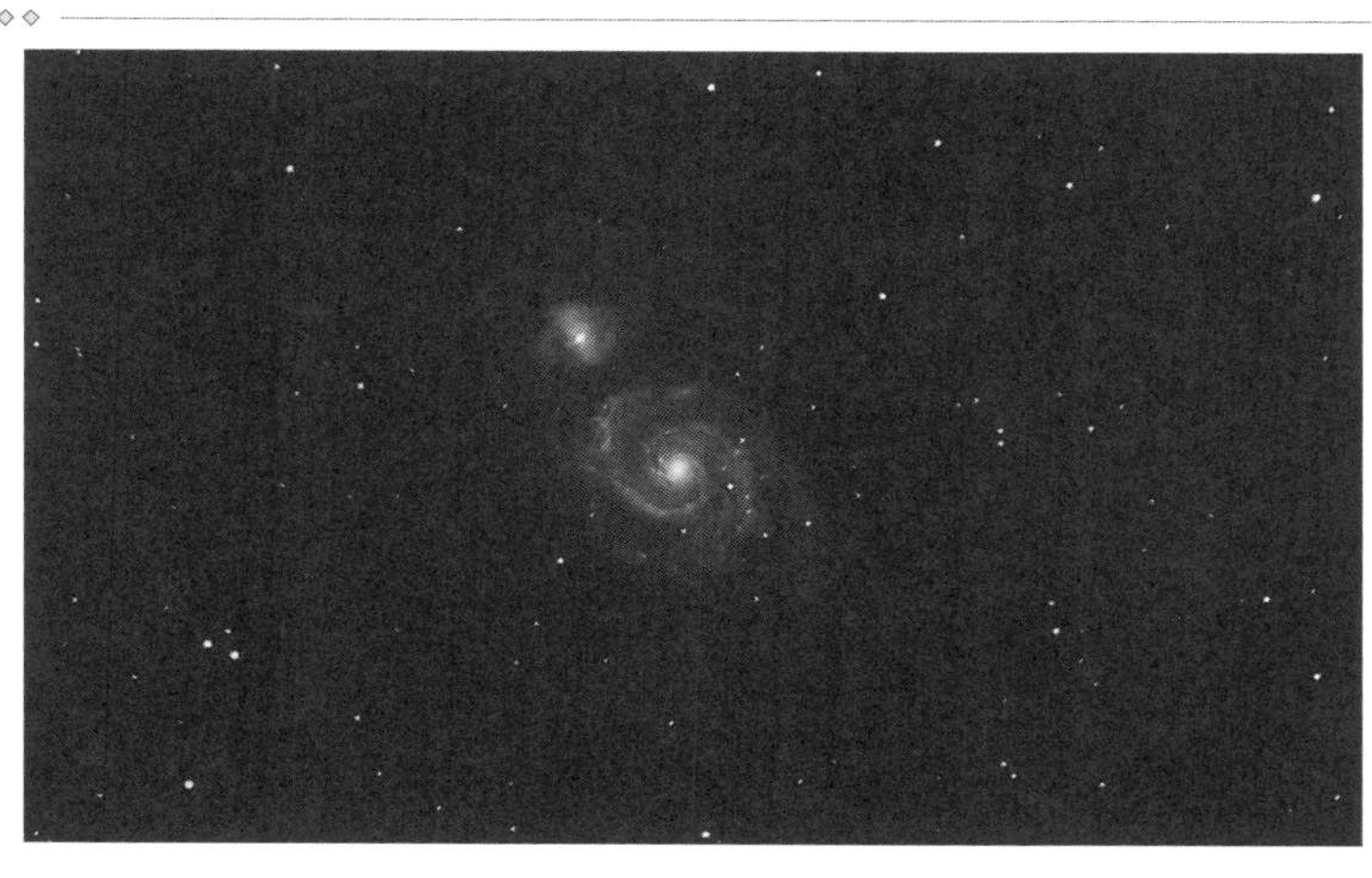

意識の拡大を確実に身につけるためには、わたしがヒマラヤで得た「系観瞑想」を身につけてください。その系観瞑想の詳細なテクニックに関しては、拙著『瞑想法の極意　精神世界の扉』ＢＡＢジャパン刊）を参照してください。ここでは、簡単に説明します。

瞑想は、最初に自分自身をしっかりと認識する必要があります。「我識瞑想」と名付けたのですが、自分の状態を可能な限り冷静に認識することです。神秘体験はハプニングかアクシデントだと思ってください。絶対に自分を見失わないことです。

そのうえで、自分が瞑想しようとしているスペース（系）を明確に認識（識）するのです。「系識瞑想」と名付けたのですが、最初は目に見える範囲か、手の届く範囲を対象にして瞑想します。宇宙全体にまで拡げていくための第一歩です。

つまり、何かを対象にして瞑想することが、瞑想能力を上げるには確実な方法です。そこで、まず目に見える範囲からスタートします。目の前にロウソクを置けば「我とロウソク」になり、テントの中で瞑想すれば「我とテント」となります。そして対象を地球にすれば「我と地球」となり、さらに「我と全宇宙」という具合に対象を拡げていくのです。

その対象までの範囲を直線で捉えれば、「直線テクニック」となり、視野の範囲ならば「視野テクニック」となります。その二つの範囲に収まらないケースは「全方向テクニック」として、地球を対象にしたり全宇宙を対象にしたりとなります。

そうやって、自分が瞑想する対象をはっきりとさせ、その範囲もはっきりとさせるのです。そして「系越瞑想」になりますが、スペース（系）を越えるということが非常に重要です。

有名な孫悟空の話があります。

お釈迦様に「宇宙の果てまでいって印をつけてきなさい」と命令されて、孫悟空は金斗雲に乗って、はるか宇宙の果てへ飛びました。どこまで行ってもきりがないので、適当なところで印をつけて、お釈迦様の元へ戻りました。そうしたらお釈迦様の指先にその印がついていたという話ですが、これはまさにスペース（系）を越えること（系越瞑想）ができていなかったいい例です。

孫悟空が系越瞑想を会得していれば、宇宙の果てにたどり着いたと思ったときに、そこを越えて振り返って反対側から認識しようとしたでしょう。そうすれば、お釈迦様の指先か爪先を見つけて、自分がどこにいるのかを見誤らなかったはずなのです。

瞑想で大切なのは、まず現状認識することです。宇宙の果て（と思った場所）と自分だけを見ても、宇宙全体を認識したことにはならないのです。ただ坐っているだけや瞑想を長年重ねるだけでは、宇宙全体と自分を観ること（系観）はできません。その宇宙の果てと自分の間に、膨大な空間が存在していることを忘れ去ってしまっては、正しい瞑想どころか、自分をも見失ってしまいかねません。

系観瞑想は「宇宙のすべてを識る」ことによって「自分のすべてを識る」ためのテクニックです。もちろん一般的に知られている「悟り」や「解脱」も「自分のすべてを識る」ことで得られるのです。

# 第4章

# 究極の奥義

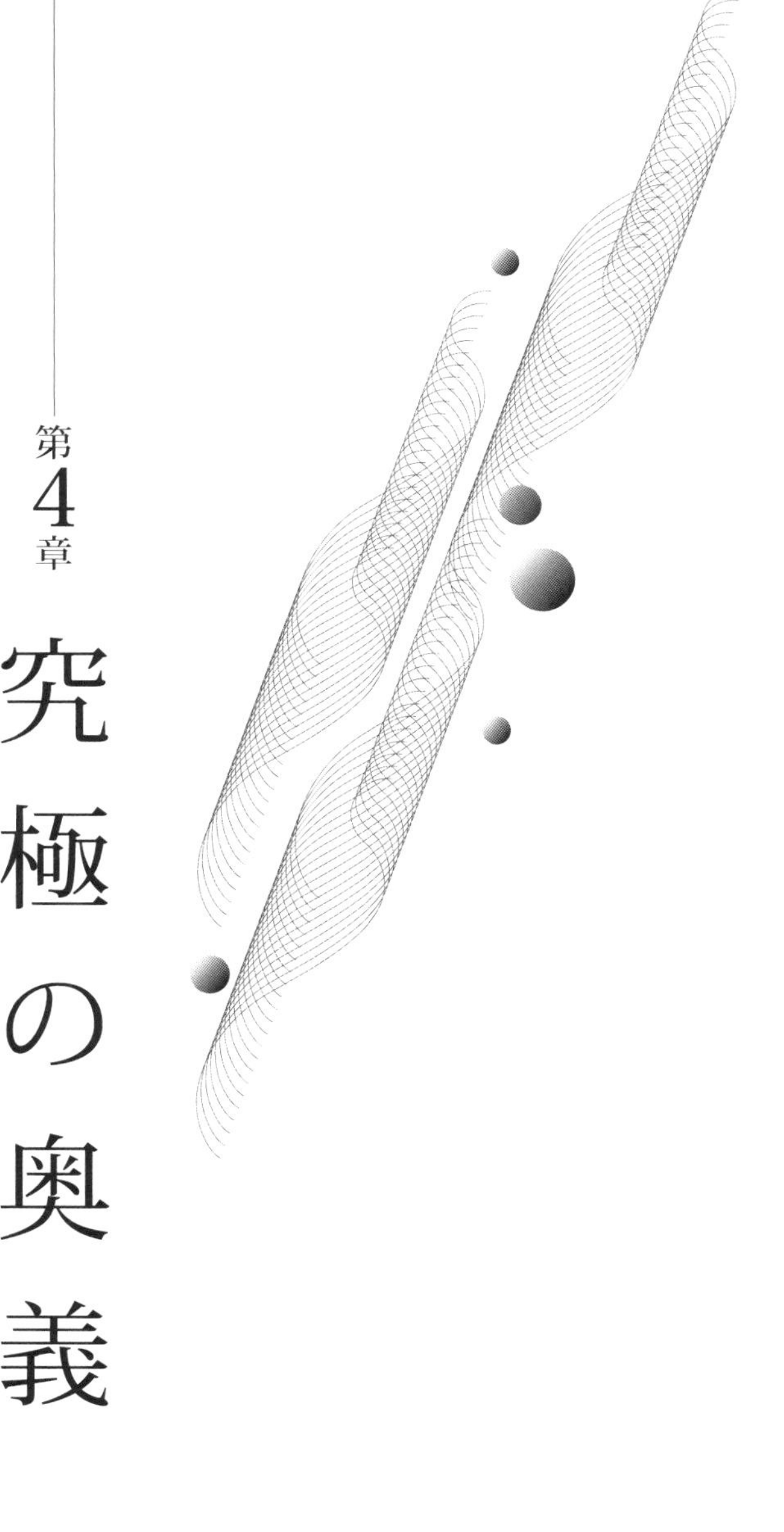

これまで紹介したテクニックを身につければ、民衆の信仰を集めて教祖になることが出来ます。神と崇められるかもしれません。神レベルになったとしても、それは人間の考えた神です。ヨーガ行者はその先へ進みます。人間の視点で見れば、神が最高の存在かもしれません。しかし、動物の視点、植物の視点、地球の視点、宇宙の視点から見れば、人間が考え出した神が最高の存在ではないです。ヨーガ行者は人間の視点を超えて、すべてを俯瞰する能力を獲得します。そこに究極の奥義があるのです。

## 1 瞑想で人間を超える

一人の人間が成長し、人生を歩む過程で、スポーツや芸術に磨きをかけたり、専門職に精通したり、出産や子育てをしたり、ケガや病気をしたりと、数々の体験をします。その体験を通して、少しずつ「自分」を知っていくのです。ヨーガ行者は、その自分を知ることを通して、動物を知り、植物を知り、地球を知り、宇宙を知っていくのです。

その先に「自分のすべてを識る」というゴールがあるのです。人間の立場からだけではなく、「視点を変えて物を見る」ことで、瞑想能力が上がります。

「動物を知る」というのはどういうことかというと、その動物の立場に立つという経験をすることです。人間の立場から、どれだけ瞑想を深めていっても、「瞑想の奥義」には至りません。

なぜなら、人間という狭い視野でどれだけ瞑想しても、人間以外の存在を正しく認識できないからです。「人間は万物の霊長である」というのは、単なるエゴです。「人間は生物界の頂点に君臨している」というのも、単なる思い込みです。その視点を超えられないと、瞑想の達人にはなれません。

ヨーガ行者は教祖になりません。それは、瞑想能力で「人間」より広い視野を獲得したからです。動物も植物も地球も宇宙も、教祖になったり、教祖を求めたりしません。教祖になったり、宗教や教祖を求めたりするのは、「人間」という限定された狭い視野で、ものごとを捉えるからです。着実に瞑想を深められるヨーガ行者は、広い視野に立っているので、間違っても教祖になるという選択はしません。

瞑想の奥義を得る方向に向かうヨーガ行者は、一般的に考える瞑想の達人とは別です。瞑想を深めて、悟りを開くという流れの中には、瞑想の奥義は存在しません。もちろん瞑想を深めていって悟りを開くという流れを通りますが、それは単なる通過点です。奥義は、悟りを開いたとしても、さらにその先にあるのです。それに気づいたアチュターナンダ聖者は、その肩書や地位を捨てて、一介のヨーガ行者として生涯を終えたのです。

わたしがインドで出会った聖者と呼ばれる人たちや、サドゥー（世捨て人・善人）と呼ばれる修行者の中で、たった一人だけ本当に奥義を極めたと思える人と出会いました。

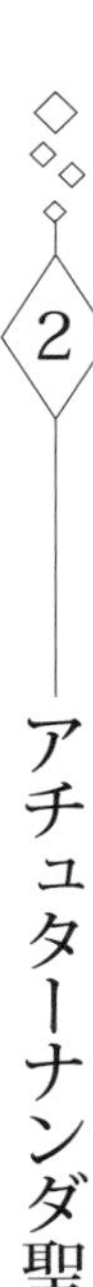

## 2 アチュターナンダ聖者

わたしは過去にサッティヤ・サイババ、スワミ・チダーナンダ（シヴァーナンダ・アーシュラム）、J．クリシュナムルティ、ハリダス・ババ、シュリ・ヨーゲンドラなど、高名な聖者には数多く出会っています。どの聖者でも何らかのこだわりとか執着とかが必ずありました。本当の意味での純粋さを感じさせられるほどの人には残念ながら出会えなかったです。誤解しないでほしいのは、前述の聖者たちが素晴らしくないというのではないです。彼らは自分の役割を果たすための活動をしっかりとしています。

それに対して「真の奥義に向かうヨーガ行者」というのは、高名になるのを避け、多くの弟子は取らず、ひたすら自分を磨き上げる修行を重ねて生涯を終えようとするのです。

１９９４年に出会ったアチュターナンダ聖者はまさにそういう修行を積み重ねていたので、こだわりとか執着とかがまったく感じられなかったです。聖者の偉大さや徳の高さは、比べられるものではないけれど、それでも明らかにスケールの違いはあります。

仏陀やキリストの時代から現代までの、わたしの知っている範囲の聖者で「この人は偉大な聖者だ」と思えたのはパラマハンサ・ラーマクリシュナ（１８３４～１８８６）だけです。しかし、ラーマクリシュナに関しては、わたしは文献を通して知るのみだけれど、それでもその素晴らしさは感じていました。わたしが生きている間に、そのレベルの聖者に本当に会えるとは思ってもいなかったけれど、現実に目の前に存在し、親しく対話をすることができたのです。アチュターナンダ聖者との出会いの感動はわたしの生涯の宝となったのです。

親しく対話するといっても、実際に交わした会話は少なく、むしろその場の雰囲気をお互いに楽しんでいました。ときおりアチュターナンダ聖者とわたしの目が合うと、弟子達の会話に半分耳を傾けつつ、暖かな意識の交流がなされる。わたしはたとえようのない至福感に包まれ、アチュターナンダ聖者も共有する時間を本当に満足げに微笑んでいました。アチュターナンダ聖者の表情も心の奥底も、どこを探ってもピュアー以外の何ものも見い出せないのです。

アチュターナンダ聖者は40歳まではインド中に知られる高名な聖者でした。しかし、その地位と名声をあっさりと捨ててガンゴットリーに来て、黙々と40年間修行を続けたのです。

わたしは敬意を表して聖者と記していますが、アチュターナンダ行者と表現した方が正しいのだと思います。地位と名声を捨ててからの修行が、アチュターナンダ聖者にとっては、本当に充実した人生となったのだろうと思われます。このときわたしは、このアチュターナンダ聖者のそばに少しでも長く一緒に居たいという思いが湧き起こるという、初めての経験をしました。

わたしにそう思わせるだけの人間的魅力にあふれていて、現世に対するあらゆる執着から解放された人だと、心の底から感じられたのでした。間違いなく究極の奥義を得て、淡々と修行を続けている稀有な存在でした。

このとき、アチュターナンダ聖者は80歳だと弟子が教えてくれました。真冬のガンゴットリーは閉山してしまい、巡礼者も訪れず寒さも厳しいけれど、真夏と変わりなく修行を続けているそうです。若い人でも大変だろうに、80歳という高齢で修行を続けているというのは驚異的なことです。

その後5年間のブランクを経て、わたしが再びガンゴットリーを訪れた1999年には、残念ながらアチュターナンダ聖者はすでに他界されていました。一人の修行者としてガンゴットリーで充実した40年を過ごしたのだと思います。おそらく、自らの意思で肉体を離れるマハーサマーディ（偉大な悟り）を得て、二度と生まれ変わらないムクティ（解脱）に至ったのだろうと思います。

## 3 動物の立場に立つ

瞑想で「動物の立場に立つ」ということは、自分自身がその動物の生涯を体験するということです。人間の立場から離れて動物の立場に立つと、教祖になるとか神になるという意識の生じない存在になります。動物より人間の方が優位だという考えからは、離れます。

映画『猿の惑星』では、猿が支配する社会が描かれていて、人間が動物的扱いをされ、猿の奴隷の立場に立つという内容でした。その映画で、類人猿にひどい扱いを受けていますが、まだ人間の視点で描かれています。

「動物の立場に立つ」という瞑想では、人間や類人猿ではなく、完全に動物の立場に立つということです。人間とか、人間が考えた神とかを超える、新たな視点を持つことで、瞑想能力は飛躍的に向上します。

野生のライオンは、成長するにつれて狩りを覚え、獲物がつかまらないときの空腹から飢える

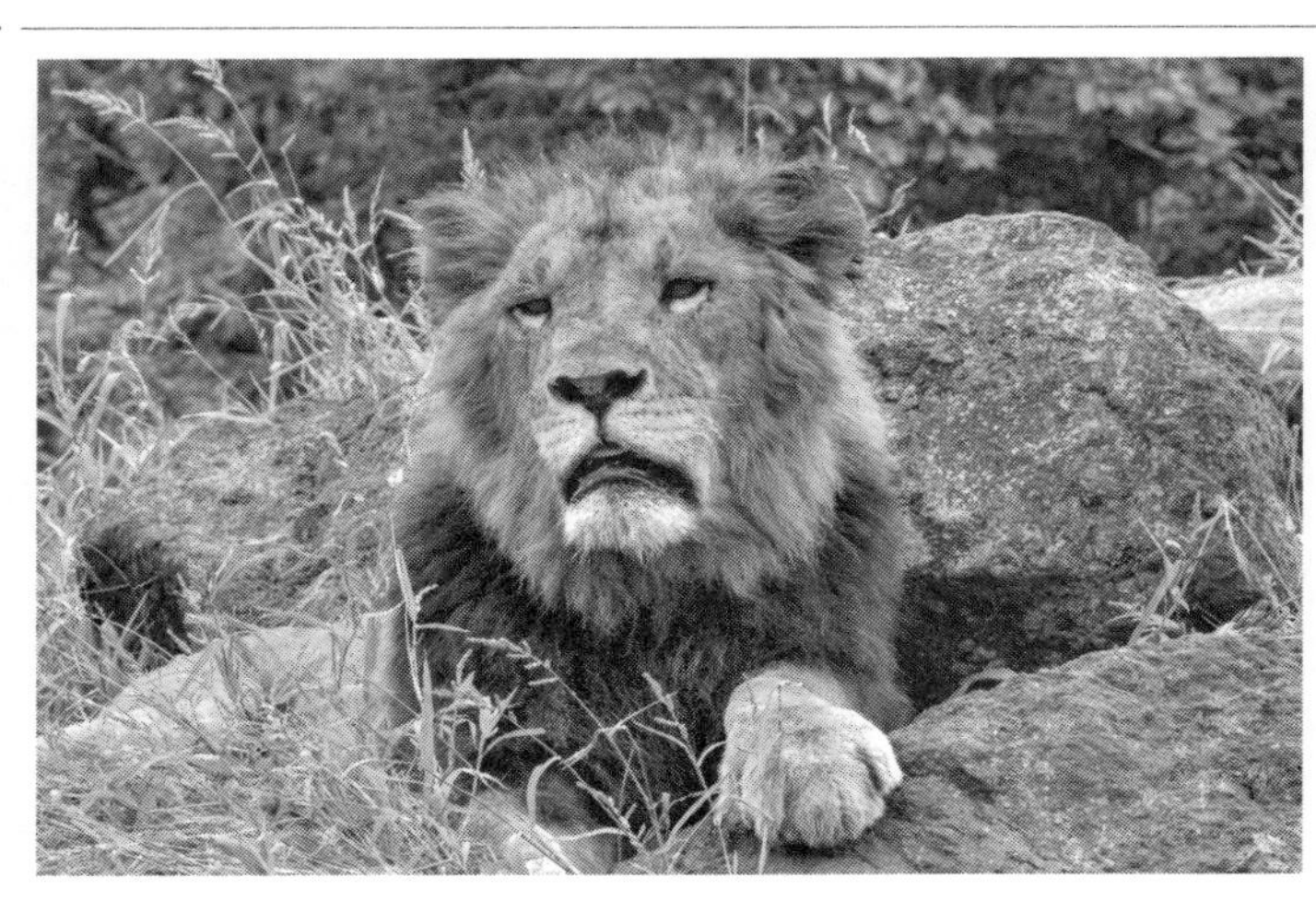

という体験もして、弱肉強食の社会で老いていき、生涯を終えます。回遊魚ならば、大海原を泳ぎ回り続けて生涯を終えます。それを瞑想の中で、疑似体験するのです。渡り鳥は、季節ごとに違う国に移動して、集団生活します。そういった、人が体験できない自然環境を、ほんの少し瞑想で垣間見るのです。

それによって、野生動物への理解が深まり、地球環境の大切さを、人間以外の視点から俯瞰することが出来ます。そうすると、『猿の惑星』の猿どころではない、人間のエゴや、横暴さなどが、垣間見えるのです。さらに、動物園で飼われている動物や、水族館の魚たちの視点で瞑想すると、人間の身勝手なところが見えてきて、人間という種に属していることが、恥ずかしくなります。

餌を求めて大空を飛び回っていた鳥が、人間に捕獲

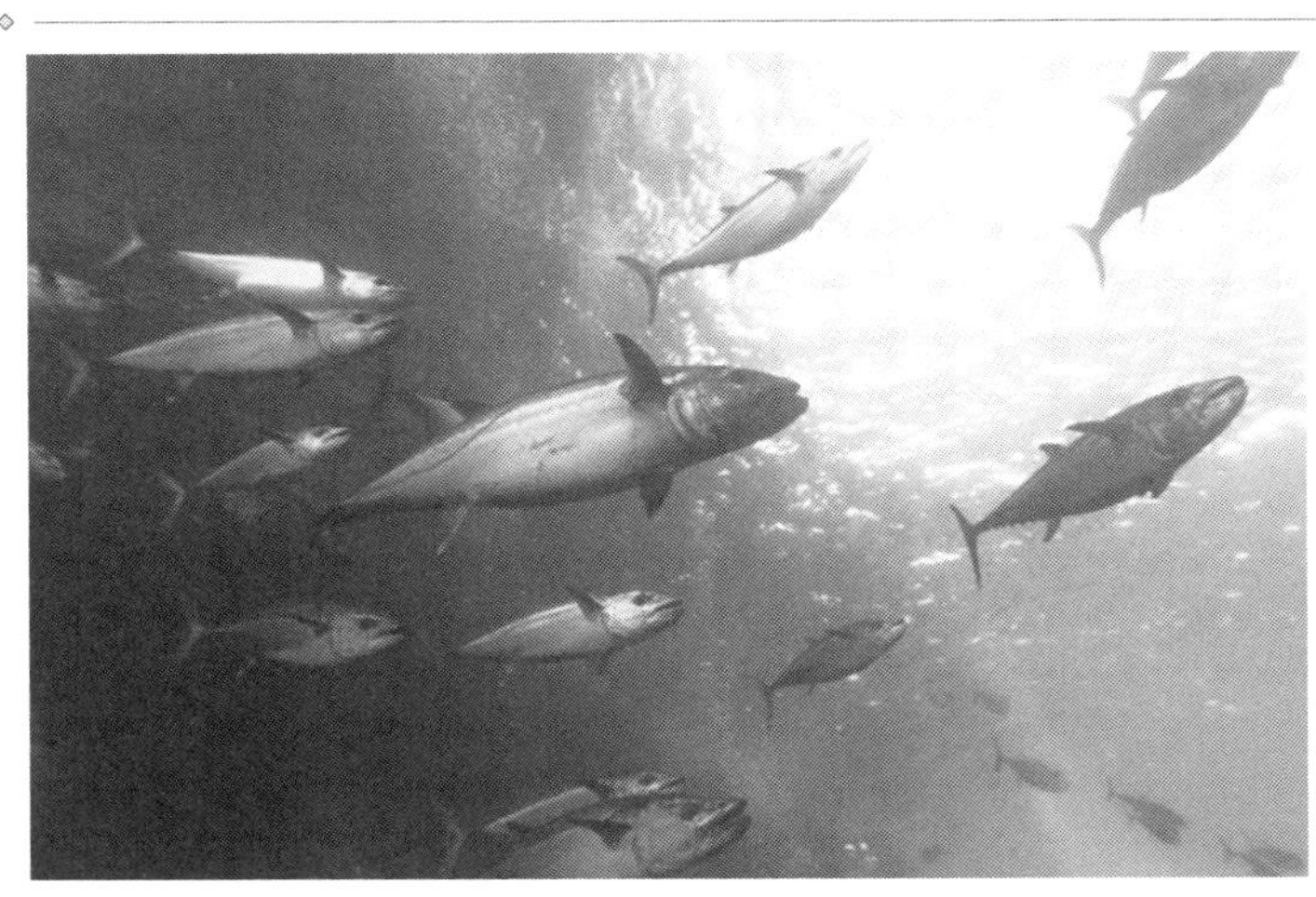

されて動物園に送られます。その日から狭い檻に入れられて、大空を自由に飛び回ることが出来なくなります。飢えることはないけれど、鳥にとって最大の武器と言える、羽ばたいて遠方へ移動することが出来なくなるのです。それがもし、自分自身だったとしたら、どう思いますか？

野生の大型動物のゾウ、キリン、ライオン、トラ、カバなどが捕獲されて動物園に来ると、その日から、野生動物としてのあらゆる自由が奪われて、生涯を過ごします。あなたは何の罪も犯してないのに、ある日監獄に入れられ、生涯その監獄で暮らすことになったらどう思いますか？　それが、瞑想で「動物の立場に立つ」ということです。

回遊魚が大海原を泳ぎ回っていたら、ある日網にかかり、水族館に運ばれます。その日から狭い水槽の中を、ぐるぐると回り続けて生涯を終えるのです。もちろん回遊魚なので、生涯泳ぎ続けるのですが、狭い水槽の中を泳ぎ続けるストレス量は、計り知れないです。

同じような譬えは難しいけれど、日本中を列車で旅行することの好きな鉄道マニアが、山手線に乗せられて、生涯そこから出られないとしたら、楽しいどころではなくなると思います。日本中を自由に旅行するのと、一周一時間で同じところを回り続ける生涯を送るのでは、雲泥の差です。おそらく回遊魚にとって、水族館の水槽はそれよりはるかに苦しいでしょう。

１９８９年に、パリのユネスコ本部で改正された「動物の権利の世界宣言」第四条は次のようなものです。

「野生動物の自由を長時間奪うこと、娯楽のための狩猟と釣り、そして生命維持に不可欠でない目的での、あらゆる野生動物の利用は、この権利に反する」

動物も人間と同じように権利を持っていると宣言されたのです。動物園に動物を閉じ込めておくのは、その権利の侵害に値するということです。

## 4 動物園の閉園

それとは別に動物園は、いくつかの問題があります。公立動物園経営には多額の税金が使われています。また、猛獣が檻を逃げ出して、市民に危害を加えるという危険性や、動物園から逃げ出した外来種が、生態系に悪影響を与えるということもあります。

外来種のアライグマが日本に定住した原因は、愛知県犬山市の動物園から逃げ出したことからはじまったそうです。アライグマによる被害は、スイカやトウモロコシなどへの農林水産被害、ウイルスの媒介による狂犬病や感染症といった被害があるのです。

アライグマはアニメで人気が高まり、動物園でも展示するようになりました。家庭でもペットとして飼うようになったけれど、気性が荒いため飼いきれなくなり、野放しにされることが多くなったのです。

動物園で飼われている動物のストレスは大きく、ホッキョクグマは、いつまでも首を振り続けたり同じ所を行ったり来たりするという異常行動をします。他の動物も多かれ少なかれ、ストレスにより異常行動を示すようになるのです。それは、わたしたち人間が同じ環境に置かれることを考えれば当然のことです。

そこで、いち早く動物園の閉園に動いた国が、自然保護先進国のコスタリカです。コスタリカは世界でも有数な生物多様生息地域に数えられ、地球上の全ての動物種の約5％が生息していると言われていて、国土の約1／4を自然保護区に指定しています。

そのコスタリカは、国内にある2つの国立動物園を2016年に閉鎖し、さらに国内のすべての動物園も廃止するそうです。そしてスポーツや娯楽としての狩猟も禁止しています。

コスタリカは、動物園で飼育されていた動物たちを野生へと返す、世界で初めての試みにも取り組んでいます。人間に飼育され動物たちは、すぐには野生へ戻せません。そのため、まずは国営の動物保護センターや野生保護区で「ならし飼育」が行われているようです。

そして、動物園を閉園する代わりに、絶滅危惧植物を自然な方法で生育する植物公園を増設するそうです。環境大臣の「それが救出目的、保護目的でない限り、一切の飼育をしない」という言葉が、コスタリカという国の姿勢を示しています。

## ◇ 5 食肉牛について

ジャージー牛のオスは、生まれた瞬間に殺処分されるといいます。その理由は乳を出さないからです。人間で考えると、生まれた子供が男だったら、その場で死刑ということです。母乳を出せないという理由で死刑なのです。

牛の寿命は20年といわれていますが、食肉牛は2年から2年半ほどで殺処分されて出荷されるのです。人間なら、8才から10才で死刑ということになります。

牛や豚は日本ではキャプティブボルト（屠畜銃）を眉間に打ち、失神させ、片足を釣り上げて逆さ吊りにして、喉を切り裂いて失血死させるそうです。失神は失敗することもあるし、首を切られてから意識を取り戻すこともあるといいます。そうして殺された牛や豚が、人の食料となるのです。屠殺される牛や豚のむごさは、自分に置き換えて考える気にならないでしょう。

牧場で放牧されて、好きな時に草を食べて、仲間と歩き回り、短くても楽しい数年を過ごせれば、最後は人間のために屠殺されても、ある程度納得できます。

最終的に殺されて、人間の食糧になるにしても、生を受けた瞬間から死ぬまで、檻に閉じ込められて自由に歩くこともできず、太るために添加された化学物質が入った食料を食べさせられて生きさせられるのは、残虐な虐待行為としか思えません。

瞑想能力を高めて奥義へ向かうには、こういった動物の立場に立った視点を持つ必要があります。人間の視点ですべてを認識している限り、奥義は得られません。動物の立場、植物の立場、地球の立場、宇宙の立場という具合に、意識を拡大していくことで、瞑想能力のクオリティが上がり、奥義が得られるのです。

人間の立場、人間の視点からでは、どれだけ瞑想を深め、悟りを得ても、本当の意味での奥義には至りません。大宗教の教祖や、聖者、覚者、尊者と呼ばれる存在になっても、本当の奥義は得られません。逆にそういう存在になると、信者や民衆という対象しか、視野に入らなくなるので、奥義からは遠ざかります。

動物も植物も、自分の宗教団体を持とうとしません。動物の視点を持つと、教祖にも聖者にもなろうとはしません。さらに植物の視点を持つと、縄張り争いや動物が直面している問題に縛られなくなります。それをさらに拡大し、地球の視点、宇宙の視点を得た先に、本当の奥義があるのです。

瞑想能力は「俯瞰(ふかん)」する能力です。つまり、自分を外から認識するということです。宇宙の視点を持つということは、宇宙から自分を認識するということです。ただ拡大するだけでなく、拡大していっている自分を振り返って確認することで、確実性が増すのです。これは、前述の「系観瞑想」(138頁)のテクニックです。

## ◇ 6 盆栽について

ヨーガ行者は、その動物の立場になり、さらには植物の立場になり、地球の立場、宇宙の立場へと、瞑想を深めていきます。動物の立場に立つだけで、地球規模の視野が生じます。さらに植物の立場に立って瞑想ができると、宇宙を視野に捉えた瞑想が可能になってきます。例えば植物の立場に立ったときに、どういう世界が見えてくるのかを、盆栽の身になって考えてみます。ただし、盆栽愛好家や関係している人には、受け入れられない考え方だと思います。

盆栽は日本独特の誇るべき文化というのは、人間の立場からの視点です。盆栽にされる木の立場からの視点で考えると、まったく違う世界が見えてきます。

盆栽は、本来大木に育つはずの木を20～50センチぐらいの高さと横幅に育てるのです。黒松と赤松はまず、葉の長さを短くするために、新芽を根元から切る「芽切り」をします。健康な木を伸びなくするためです。この段階で、もし人間なら、成長が阻害されるので、児童虐待ということになります。

本来まっすぐ伸びていく幹や枝を、ありえない方向にまげるために針金を巻き付けます。右に幹や枝を曲げるには右巻きにして、左に幹や枝を曲げるには左巻きにしたまま一年間育てるのです。わたしたち人間がそれをされたら、耐えがたい拷問になります。

盆栽愛好家は、そういう視点では見ないでしょうから、盆栽を可愛がっているのだと思います。

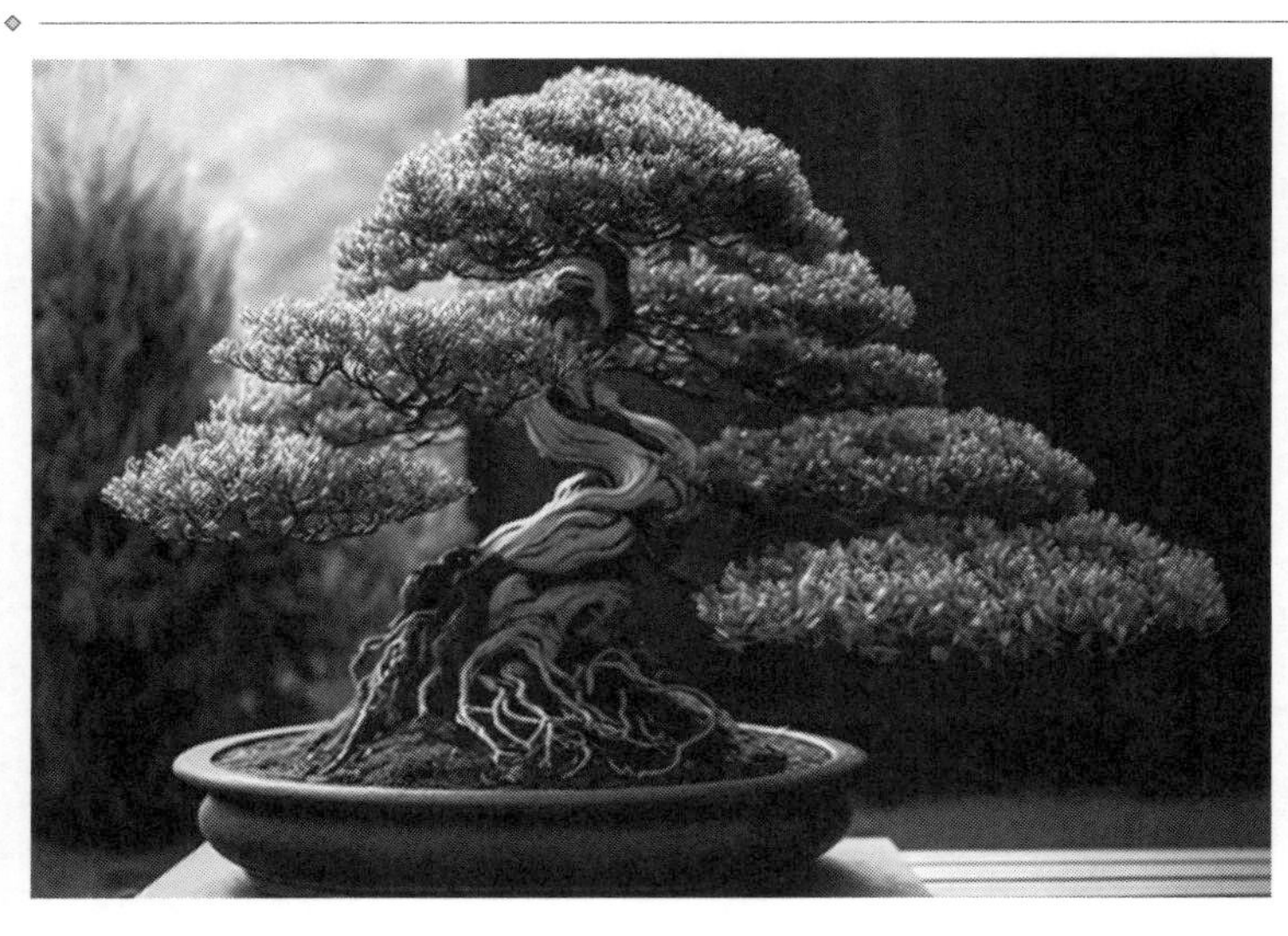

もし、盆栽にされる樹木の側の視点に立ったなら、可愛がられているとは思わないでしょう。どう考えても、すくすくと大木に育ちたいと思うはずです。

インドには、人間の手足や背骨をあらぬ方向に折り曲げる職人がいます。わたしは一九八一年にインドで、そういう職人によって作られた子供を見かけました。その子の姿を写真に収め、ルピー札を手渡しました。

これはインドのカースト制度からくる特殊な事情です。乞食の家に生まれたら、その子は生涯乞食で暮らしていくのです。その場合、五体満足で健康的な乞食には、お恵みが少なく、ひもじい思いをすることになります。

そこで両親は、前述の職人に頼んで、我が子

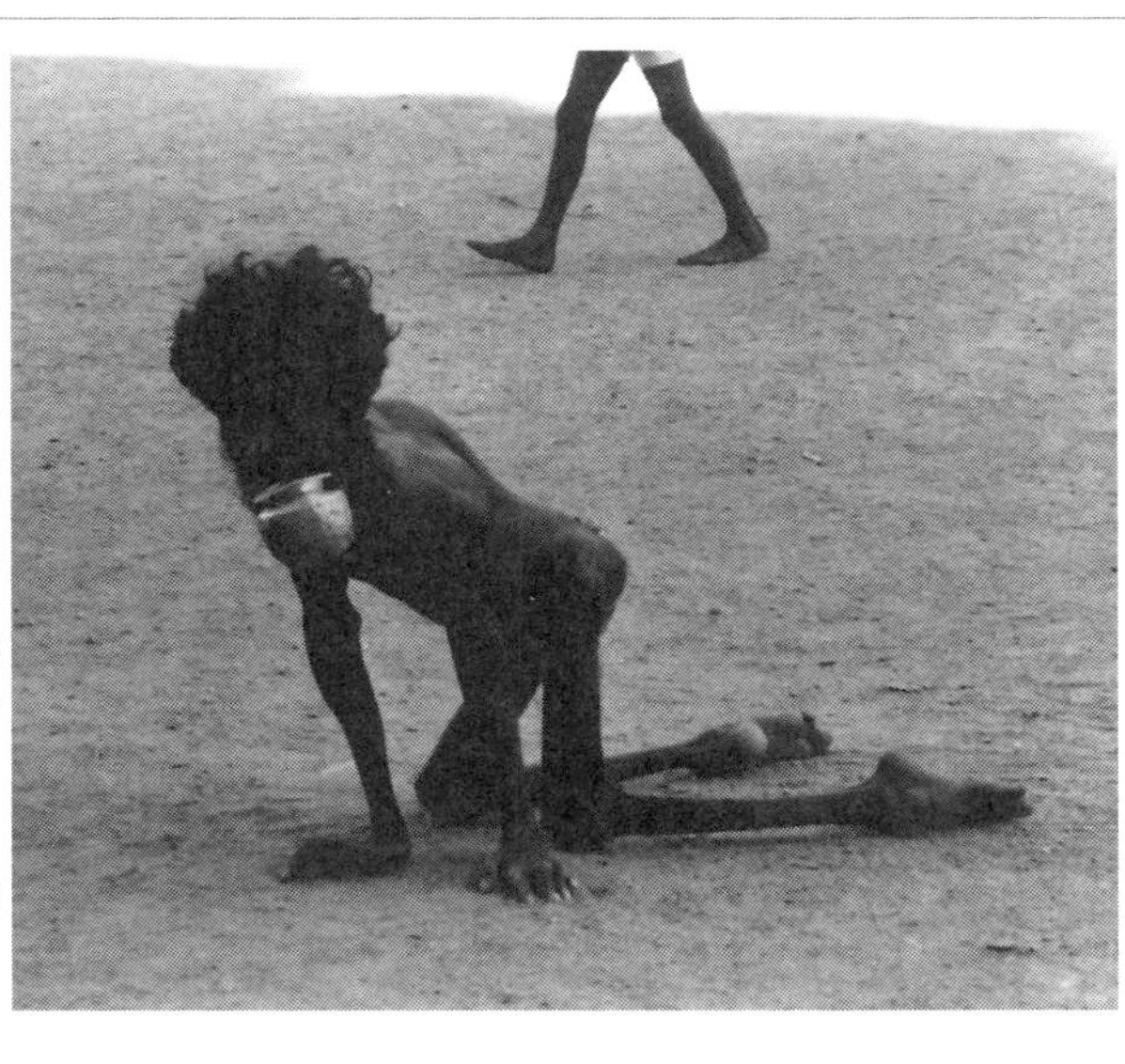

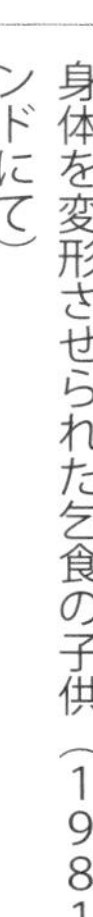

身体を変形させられた乞食の子供（1981年インドにて）

を高収入になる姿かたちにしてもらうのです。何とも残酷な風習ですが、それが親心なのです。現にその子供は、生涯飢えることなく人生を送ることが出来るのです。忌むべき風習であり、残酷であり、失くした方がいいのは当然ですが、当人にとっては必要なことなのです。この数年わたしは、インドでそういう乞食を目にしなくなったので、少しホッとしています。

姿かたちを変えられるとしても、この例のように、本人の利益になる理由があればまだしも、人間の観賞用として盆栽にされる松やモミジ、カエデなどは、もっと残酷だと思います。成長を阻害されたり、あらぬ方向に幹や枝を捻じ曲げられる盆栽は、はなはだしい樹木虐待としか思えません。もし、樹木には痛みも心もないと思っているなら、それは人間の勝手な思い込みです。動植物を下位にみる「人間は万物の霊長」という大いなる勘違いです。動物同様、樹木を勝手に痛めつける権利は人間にはないと思います。

植物の視点に立つということは、ある意味「神」の視点です。アニメ映画などで、動物や植物が話をする描き方があります。擬人化するのですが、これは神の仕業という解釈ができます。生物で、人間以外の存在が人に影響力を持つと、人は「神だ」という解釈をする傾向にあります。

日本では神の使いとしていろいろな動物がいます。ヘビ、鹿、キツネ、キジ、カラスなどです。外国では、架空の動物でドラゴン、羽の生えたヘビのケツァルコアトル、エジプトではワニなど、やはり神や神の使いとして現れています。

その意味で、動物も植物も人間以外（＝人間を超えた存在）なので、瞑想でその立ち位置に立つということは、神の領域に立って世界を見据えることになります。

## 7 意識を拡大する

植物の存在が人間の呼吸する大気を育てているのです。植物の存在なしには、人間は生きていけないのです。森林の樹木は、光合成で二酸化炭素を吸収し、酸素を発生しながら炭素を蓄えて成長します。

人間が絶滅しても、他の動物も植物も元気に生きていけます。全動物が死滅しても、植物は地球上で繁茂し続けます。人間は生物の頂点に君臨していると思っているけれど、生命力のある生物という視点で考えれば、最期まで生き残るのは植物です。おそらく人間が最初に絶滅するでしょう。そして、人間が絶滅した後に生き残った動物や植物は、どんどん良い環境を取り戻し、さらに生命力が高められて、活気あふれる地球となるでしょう。

これは、人間ではなく、動物や植物の立場に立った時に見えてくる世界です。ある種の植物や微生物は、想像を超えるような超長寿を保っています。参考までに、ネット検索で見つけた記事のピックアップを下記に示します。

**●ウェルウィッチア（推定2000歳）ナミブ・ナウクルフト砂漠／ナミビア**

原始的な裸子植物で、ナミビアとアンゴラの海岸沿いにのみ自生する。日本では、サバクオモト（砂漠万年青）やキソウテンガイ（奇想天外）などと呼ばれている。短い茎から、生涯2枚だけの葉を伸ばし続ける。葉は裂けやすいため何枚もあるように見える。葉先は次第に枯れていくが、葉の基部に分裂組織があり生涯伸び続ける。このように永続的に成長する葉は陸上植物全体

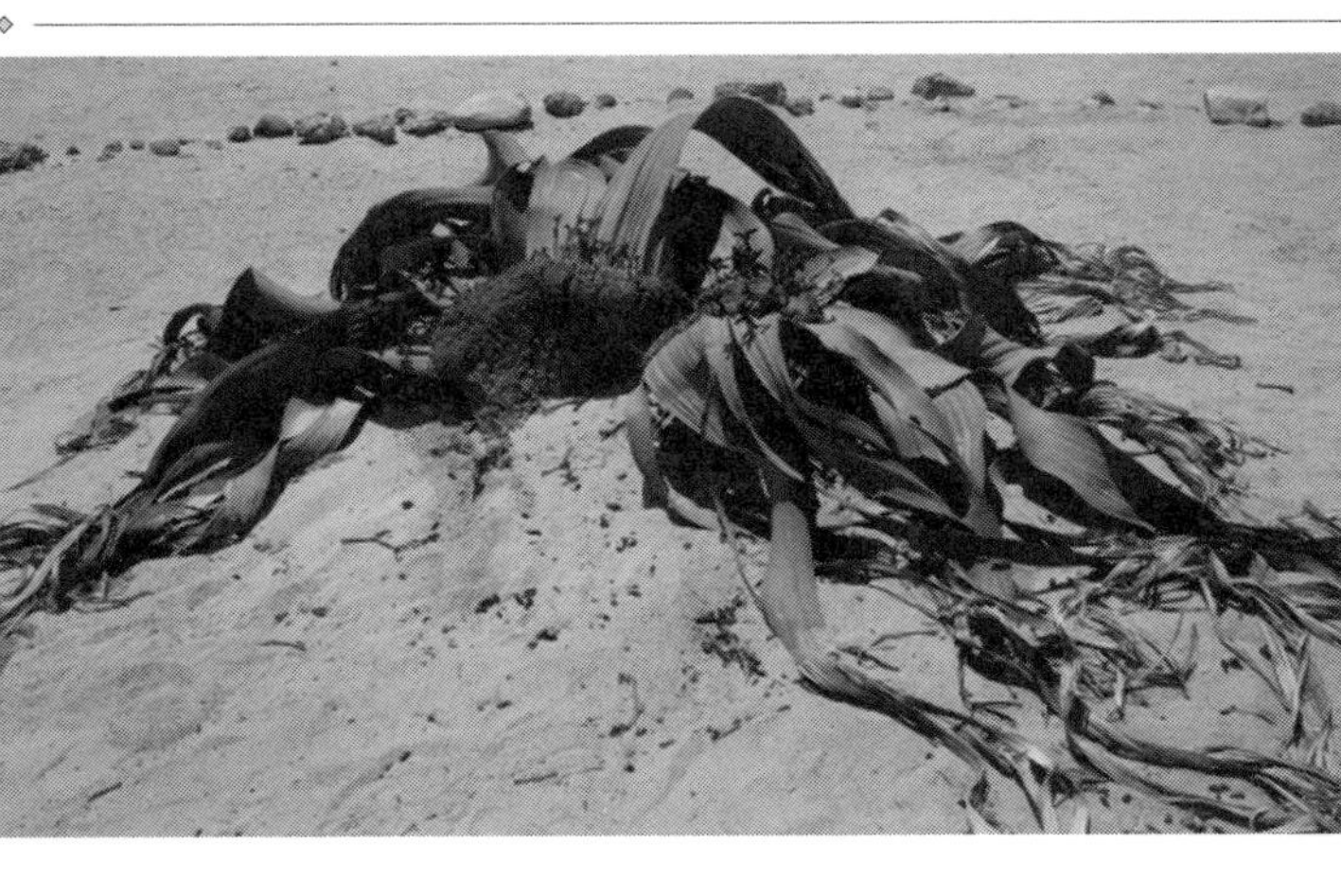
ウェルウィッチア

で見ても例が少なく、また、葉の基部で成長を続ける型は他に例がない。

**●ヤレータ（最高で推定3000歳）　アタカマ砂漠／チリ**

コケに覆われた岩のように見える群生するセリ科の小さな顕花植物。標高3200メートル〜4500メートルのアタカマ砂漠の高地に自生している。

**●オウシュウトウヒ（根の部分：推定9550歳）　フルフェーレット／スウェーデン**

2008年、スウェーデン・ウメオ大学レイフ・クルマン教授らのチームが、ダラルナ地方で発見されたオウシュウトウヒの樹齢の根の部分の年齢を約9550年とする報告を発表した。これは現在確認されている中では世界最長の樹齢である。

根元の周囲では、およそ9500年にわたって同じよ

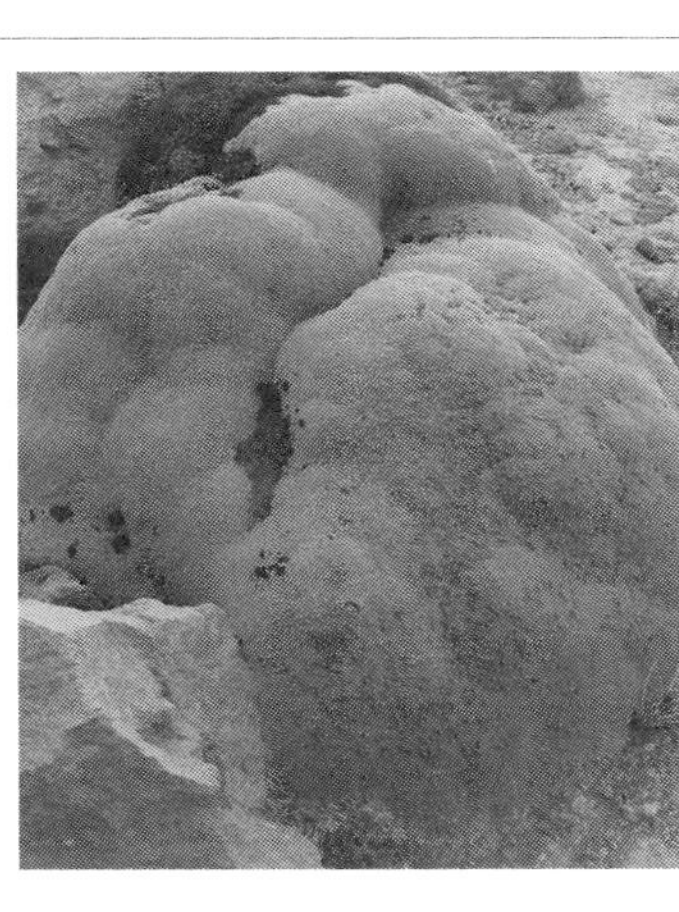
ヤレータ

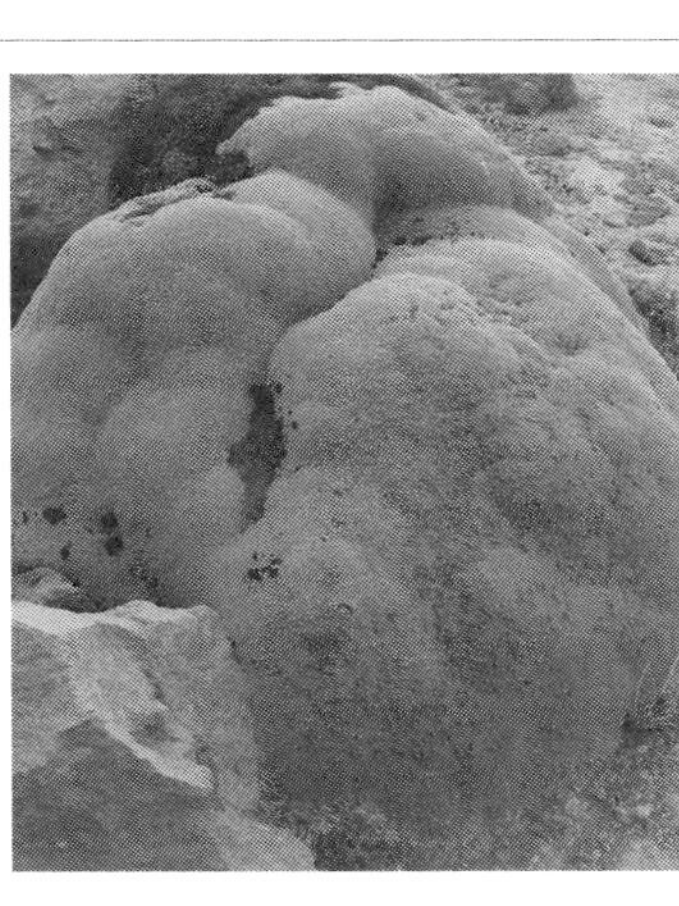

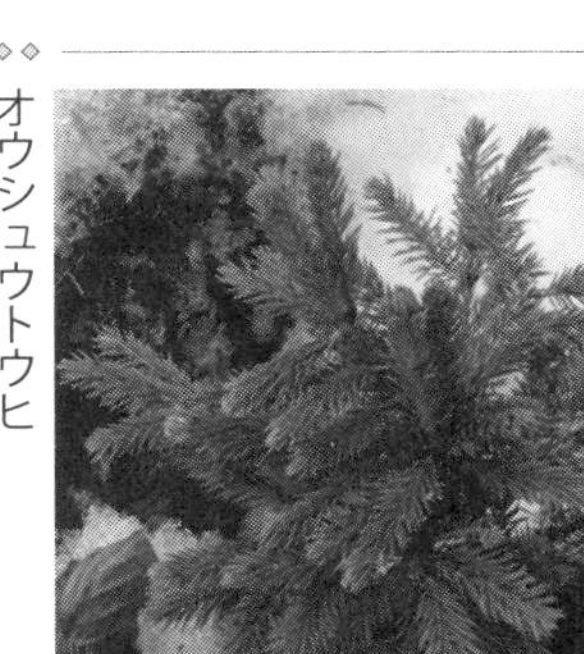
オウシュウトウヒ

うな成長をみせていたが、中央の細長い幹はここ50年ほどで成長した。これはスウェーデン西部に位置するこの高原山頂の気温が上昇したためだ。

## ●3万4千年前の微生物が生きていた！砂漠の岩塩から発見される（米カリフォルニア州）

米カリフォルニア州の砂漠デスバレーの2万2千～3万4千年前の岩塩の中に、単細胞の微生物が生存しているのを、ニューヨーク州立大の研究チームが見つけた。これほど古い生物が生きた形で見つかったのは非常に珍しいそうだ。この微生物は、掘り出された岩塩に閉じこめられた塩水滴の中で見つかった。栄養を与えて最大90日間培養したところ、900の試料のうち5つが成長した。そのDNAを調べたところ、古細菌と呼ばれる生物の仲間で、高い塩分濃度の環境を好む特徴を持っていることがわかった。水滴に残っていた緑藻が栄養源になったり、体の形を小さな球状に変化させて「休眠モード」状態になったりしていたことで生き残れたらしい。

これらの生物と比べると、人間の寿命ははるかに短いし、当然生命力も弱いのです。瞑想で植物の視点に立つということは、一番強い生物を疑似体験することなのです。そして、その体験した強さをベースにして、瞑想で「意識を拡大」するのです。地球の大きさに拡大することから、太陽系、銀河系、宇宙全体へと、拡大し続けるのです。

究極の奥義を得ようとするなら、少なくとも人間という狭い視点から抜け出して、前述のような広い視点を持つ必要があります。

そのときに、地球の大きさに意識を拡大するという時点で、「ん?」と思う人がいるでしょう。ピンとこない人もいます。それはある意味、正しい反応だと思います。

生活面でたとえれば、帰宅したときに「スマホがない」としたら、どうしますか? 電車の中で落としたか、会社に忘れたか、食事した店に忘れたか、と思い返すでしょう。自分のとった行動をなるべく鮮明に思い出そうとします。それは「意識の拡大」です。自分の意識が、電車の中に行き、食事した店に行き、会社に行くのです。

意識というのは、どこにでも行けます。体験した過去に意識を持っていくのは、比較的簡単です。体験していない未来に意識を持っていくには、瞑想能力が必要です。しかし宇宙の果てまで意識を持っていくことも可能です。古来、数多くの瞑想家が、その体験をしてきました。もちろん科学的証明はできないです。しかし、意識の拡大を科学的に証明する必要はないです。それは、多くの修行者たちが体験をし続けてきた実績があるからです。

## 8 4年に一度の内緒話

宇宙の果てまで意識を拡大するという話は、信じられないでしょうし、そういう実感が得られるとも思わないかもしれません。それを無理に信じる必要はありません。新興宗教ならば、信じさせようとするでしょう。しかし、ヨーガ行者が研鑽を積み重ねてきた瞑想の話なので、信用してもらうのではなく、少しでも瞑想を実践して「体感」してもらいたいのです。

少しでも「意識を拡大する」ということを実感できれば、その先に、宇宙の果てまで意識を拡大するという体験が待っているのです。

わたしは1988年2月29日から『4年に一度の内緒話』という講演会を開催してきました。

以下、そのタイトルです。

第1話『プラーナの秘密を解く』１９８８年

第2話『死についての独り言』１９９２年

第3話『究極の存在を語る』１９９６年

第4話『存在の根源に迫る』２０００年

第5話『宇宙の果ての先を語る』２００４年

第6話『人間の可能性を語る』２００８年

第7話『悟りのプロセス』２０１２年

第8話『最高の生き方と死に方』２０１６年

第9話『宇宙意識と人間意識』２０２０年

第10話『話せない話』２０２４年

2月29日は4年に一度しかないので、こういう講演会をしてきたのです。このタイトルからすると、第5話で宇宙の果ての先の話をしたのだと思います。その時の話が『永遠の今を生きる』(徳間書店刊)に出てきますが、その本は角川春樹氏との対談本です。

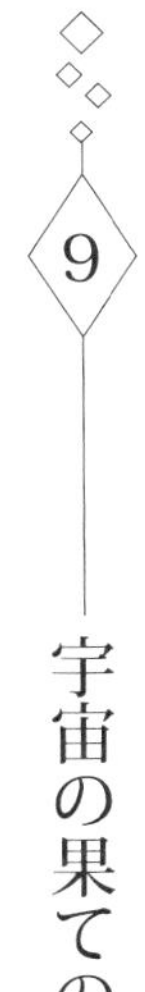

# 宇宙の果ての体験

４年に一度の内緒話は、特別な話をする機会です。そこで、わたしの瞑想体験の中から、「宇宙の果て」を９回超えるところまで行った、という話をしました。ヨーガ行者は、瞑想で宇宙の果てまで行くという体験をしています。それは古来、数多くの行者によって語り継がれてきました。瞑想体験で宇宙の果てに行ったという確信は、それぞれの行者によって違います。しかし、身をもって体験して納得するので、本人の中では確信が持てているのです。

わたしは、それを皮膚感覚として捉えています。他のヨーガ行者も、わたしと同じような感覚の人が多いと思います。「体感する」ことがヨーガにおいては重要な要素です。

その「宇宙の果てまで来たな」という体感を得たら、さらに精神力を鋭くして、その先まで行って振り返ります。系観瞑想で説明した通り、宇宙の果てだと思うところまで行ったら、必ずその先まで行って振り返ることが大切なのです。それは前述の、孫悟空の過ち（１４０頁）を犯さないためです。

そういう体験を何度も積み重ねる中で、わたし自身が、振り返ることとは別に「宇宙の果てまで来た」という根拠を探りました。つまり、わたし自身が宇宙の果てまで意識を拡大したという「根拠」は何だろうと思ったのです。そうすると、「有機物」つまり生命体の存在を感じ取ることで、「ここまできたな」と納得していたことが判りました。

人類が月に行き、火星探査機を送り込み、さらに遠くの天体を探査すべく努力しています。それは、その星に有機物の存在があるかどうかを調べて、地球と同じ環境の天体、もしくは同じ環境になれる可能性のある天体の存在を確かめようとしているのです。わたしが瞑想で意識を拡大するのと似ています。

天の川銀河には、地球型惑星が100億個も存在しているそうです。生命体が存在している惑星も当然たくさんあるはずです。瞑想で宇宙の果てまで行く話と、物理学の宇宙論は、同じ土俵では語れません。なぜなら学問的には、根拠はあったとしても、残念ながらそのほとんどが推論です。

銀河系とアンドロメダ銀河が属している局所銀河群は相互に重力によって引かれ合っている。今から1000億年後から1兆年後にはこれらの局所銀河群の関係は崩壊し、一つの巨大な銀河になると予想されている。ダークエネルギーの存在により宇宙の加速は拡大し、1500億年後には局所銀河群以外のすべての銀河が宇宙の地平線の彼方に消える。（ウィキペディアから抜粋）

わたしの瞑想は、その「宇宙の地平線の彼方」を体験しているのです。最先端の物理学者は、宇宙の謎を解明しようと努力を重ねています。正しい説もあるかもしれないし、間違った説があるかもしれないです。しかしわたしの瞑想は、推論ではなく、実際の体感、実体験の話です。瞑想をしている本人にとっては、宇宙の果ての話は推論ではなく、体験談なのです。

わたしの体験談を続けます。

もし宇宙の彼方に行ったとしても、周囲が全部空間だとしたら、宇宙の果てに来たと思う根拠に乏しいです。そこに、自分の肉体を形成している有機物と同じ存在を感じたら、あきらかに「ここまで来たな」と思えるのです。そしてその先に、同じ感じがするところがなければ、「宇宙の果てまで来たな」という確信が持てます。

そこまでは、たぶん古来のヨーガ行者も経験していたと思います。わたしは、そこからさらに先まで、意識の拡大を続けました。そうすると、生命体の存在も感じない上に、空間の感触も一旦なくなり、さらに皮膚感覚も嗅覚も消え去ります。

その体験をすると、一気に現実に引きもどされることが、何度かありました。しかしわたしは、「その状態から、さらに先まで進めるとどうなるのだろう?」という疑問が生じました。

空間の感触も皮膚感覚も嗅覚も消え去ったときに、それでも自分の存在を認識するのは、並外れた精神力が必要です。自分を認識するすべてが消え去り、わずかに「自分の根源」だけが残っているという状態です。

普通なら、あっという間に現実に引き戻されてしまいます。そこで役立ったのは、心臓の鼓動が止まる寸前の状態から引きもどす技法（フリダヤスタンバ・ムドラー）です。かすかな根源さえあれば、そこに自分の全生命力が凝縮しているという確信があります。その確信が揺らがない限り、そこに留まっていることもできるし、さらに先に意識を拡大することもできるのです。

## 10 瞑想で行く宇宙

その自信があるので、空間の感触も皮膚感覚も嗅覚も消え去ってからも、それに頼らずどこまでも意識を拡大していくことができました。宇宙の果てを超えた先へ拡大していったのです。すると、空間の感触が突如襲ってきたのです。あきらかに、ここまで抜けてきた宇宙と違う空間だと直感しました。

どう違う空間かを説明することは難しいです。同じではないということは言えるのですが、それ以上は表現し難いです。そしてしばらくすると「皮膚感覚」が蘇ってきました。しかし、その皮膚感覚は、それまで感じていたものとは、あきらかに違っていました。それで「ああ、これは2つ目の宇宙なんだ、別の宇宙なんだな」という理解が出来たのです。

とはいっても、別の宇宙の前に「わたしたちが知りえる宇宙」を、瞑想で意識を拡大しているときにどう感じるかさえも、説明は難しいです。しかし、何とか表現してみます。それで考えると宇宙の感じというより、地球にいる自分の五感、なかでも皮膚感と嗅覚が頼りなのだと思います。

そうであれば、違った皮膚感覚が生じたということは、2つ目の宇宙に、生命体の存在する星々があり、そこの生命体から受ける感覚が、私たちの知りえる宇宙と違うのだということです。

その2つの宇宙の違いは、たとえてみれば、太平洋の海と、日本海の海に入ったときに感じる違いのようなものです。おそらく地中海とインド洋も違うし、アラビア海と大西洋も違うでしょう。私たちの知りえる宇宙には、その宇宙らしさがあるのだと思います。だから、2つ目の宇宙に入ると、またその宇宙らしさがあり、その違いが感じられるのだと思います。

他人の家を訪問しても、自分の家とは違う空気感があると思います。見た目の違いではなく、皮膚感覚や嗅覚で感じる違いがあります。それは目を閉じていても「自分の家とは違うな」と感じられる感覚です。２つ目の宇宙に入ったときに、それと似た感覚で「違うな」と感じられたのです。

物理的には宇宙の果ては１３８億光年の距離だという説があります。もちろん４５０億光年という説もあるので、どちらも推測の域は出ません。瞑想で意識を拡大していったときの「２つ目の宇宙」というのは、１３８億光年のさらに先になります。とはいっても、瞑想は時間と空間を超えているので、その距離はあまり意味がありません。

２つ目の宇宙に入ってからも意識の拡大を続けていると、その２つ目の宇宙の果てにたどり着きます。わたしの瞑想による意識の拡大は際限がないので、その宇宙の果てさえも超えていくと、３つ目の宇宙に入ったのです。

２つ目の宇宙を超えるのに１３８億光年かかったとすれば、３つ目の宇宙は２７６億光年以上先ということになるのですが、そういう数字は、もうどうでもよくなっているでしょう。それでいいのです。そういう固定観念から離れることで、瞑想を正しく理解できるのです。

３つ目の宇宙は、２つ目の宇宙と皮膚感覚も違っていたけれど、これも当然予測できていました。気の遠くなるような距離と、気の遠くなるような時間にとらわれず、どこまでも意識を拡大させせました。少なくとも、ヒマラヤ修行の経験が活かされていました。安定した瞑想状態を維持することができるだけの、瞑想能力、胆力、生命力には自信があります。

そして、3つ目から先の宇宙も、五感が受ける感覚が違っていたのです。宇宙の果てと思えるところを超えて、意識を拡大し続けていくと、あきらかに違う感触の宇宙が存在していました。そうしていくつもの宇宙を認識して、それ以上先まで行ってもあまり意味がないことを確認しました。

ちなみに、学問的には「宇宙は膨張し続けている」とされていますが、わたしの瞑想体験からすると、心臓の鼓動のようにうごめいているのです。少し大きくなると「膨張している」という理論になり、少し小さくなると「収縮している」という理論が出てくるのだと思います。その「少し」というのは、数100万年か数億年の単位での膨張や収縮のことです。なので、現在は「宇宙は膨張し続けている」という理論でも、正しいのでしょう。

## 11 奥義の話

瞑想で意識を拡大するという話は「とんでもないところまで行ってしまったな」と思われたかもしれません。確かに常識をはるかに超えた話です。免許皆伝虎の巻ならば、白紙状態にしておくレベルです。

ここまで書いてしまったので、最後にヨーガ瞑想の奥義話を書きます。

瞑想の奥義の一つは、持っているデータを消去したり削除したり、封印したりするコントロール力です。たとえばチャクラとかクンダリニーという言葉の知識があるとします。その知識を一瞬で削除か封印することが出来れば、クオリティの高い瞑想が可能になります。チャクラという知識があると、眉間のチャクラ、心臓のチャクラという知識が邪魔をして、自分の中でそういうエネルギーが起きる実態を捕まえられなくなるのです。

つまり、眉間にはチャクラがあるんだな、という予備知識があるので、自分でそのチャクラを見つけられないのです。最初からあるものだという知識が邪魔をするのです。もし、瞑想能力があれば、その知識を一瞬にして消し去れるので、自分の能力でチャクラの存在をつかみ取ることが出来るのです。

しかし、それは相当難しい高度な瞑想能力です。どこが難しいかというと、目の前に友人の佐藤さんがいて、一瞬でその「佐藤」という名前を消し去るということです。親友なのに、名前も判らない他人として認識することは、かなり難しいです。しかし、宇宙の果てまで行けるだけの瞑想能力があれば、それができるのです。

頭の中にいろいろな知識や情報が詰まっていて、それを一掃できないから、必要な情報や「真理」が入ってこないのです。自分にとって必要な情報を得るには、余計な情報を整理して、空きスペースを作らなければならないのです。

地球から意識を延ばしていって、太陽系を超えて、銀河系を超えて、さらに未確認の星雲も超えて行こうとしたら、とてつもなく遠いので、意識を延ばせないのです。ところが、地球、太陽系、銀河系、何とか星雲という知識を、一瞬にして消し去ることができると、余計な知識に惑わされないので、宇宙の果てが目の前に来るのです。

多くの知識を得てもいいけれど、それを一瞬で消せるだけの瞑想力、胆力、生命力があれば、時間と空間を超えることが出来るのです。

意識の拡大は、ただ延ばしていったり、拡げていったりするだけではないです。たとえ宇宙の果てまで延ばしても、宇宙全体に拡大していっても、自分の中に確たる体感があればいいです。しかし、問題は、そこからどう戻すかです。

宇宙の果てまで行ったら、戻すのが大変だと思うのが一般的な考え方です。しかしわたしが実践しているヨーガ瞑想は、その部分が特徴的です。まず、瞑想で得られるのは、時間と空間を超越することです。つまり、宇宙の果てという空間の距離にとらわれなくなるのです。そして時間にもとらわれなくなるので、宇宙の果てまで到達するのにどれぐらいの時間がかかるのか、と考える必要がないです。

少なくとも、そういう時間と空間にとらわれているとしたら、ヨーガ行者が修行している瞑想状態ではないのです。私が実践し指導している瞑想は、瞑想に入るときもサッと入って、戻すときにも一瞬で戻すようにしています。それがヨーガのコントロール能力です。

だとすれば、たとえ宇宙の果てでも、時間と空間に関係なくたどり着いて、戻ってくることができるのです。そして重要なのは、その体感が確固としてあることです。

さらにもっと大切なのは、そういう体験をしても、教祖にも神にもならない（なろうとしない）ことです。そこが一番重要なことです。一修行者として、瞑想能力を高めていくことが一番重要なのです。

ヨーガの目的は、自分の意志で自然死をするというマハーサマーディ（偉大な悟り）を得て、二度と人間として生まれ変わってこない、ムクティ（解脱）に至ることです。

自分自身を徹底的にコントロールするために、体温調節したり、心臓の鼓動をコントロールしたりする技法を身につけます。コントロールすることが難しいことを、可能にしていくことで、最終的に「死」をコントロールするのです。

自殺ではなく、自分の意志で自分の決めたときに、肉体を離れることが、最高のコントロールなのです。そのレベルのコントロール能力があれば、宇宙の果てまで意識を拡大することは、それほど難しくないのです。

それより難しいのが、そういう能力を得たときに、自分を特別な存在だと思ってしまうことです。そうすると、教祖になったり、神になったりという「人間の視点」という狭い視野に戻ってしまうのです。そこが、多くの霊能者、ヨーガ行者、宗教者、教祖が越えがたいハードルなのです。人間は動物的能力が衰えた結果、他の多くの動物より生命力が弱くなりました。その動物より、種としての生命力は植物の方が圧倒的に強いです。人間レベルも神レベルも超える瞑想能力でその動物の視野、植物レベルの視野に立つことができたなら、教祖にならず、一修行者として淡々と生きて、最高の人生を歩んでもらいたいです。

人生に悔いを残さず、執着からも離れて、最高の死を迎えられるのが、最も贅沢な人生です。ヨーガ行者はそこを目指しているのです。

# あとがき

古来、世界で「戦争」のない平和な時代というものはありません。集落が大きくなり、やがて国という形態となり、その結果、国盗り合戦が始まったのです。ローマ帝国が世界制覇を目指し、モンゴルのチンギス・ハーンもヨーロッパへと領土を広げていきました。

日本も戦国時代は、まさに国盗り合戦をしていました。そして江戸時代になり、国内の戦争が無くなると、剣術の道場が盛んになり、実戦からは遠ざかりました。

時を経て太平洋戦争となり、終戦（敗戦）後は日本に平和が戻ってきました。しかし現在もロシアとウクライナでの戦争が続いていて、多くの犠牲者が出ています。またイスラエルとハマスの間で、戦闘状態が続いています。アラブ人とユダヤ人の対立は「パレスチナ問題」といわれ、2000年以上も続いているのです。

戦争はない方がいいし、ケンカはしない方がいいけれど、現実はその逆です。

紀元前からある古代ギリシャの格闘技、パンクラチオンは打撃と組み技（グラップリング）を組み合わせた競技です。噛みつきと目つぶしが禁止で、ギブアップで勝敗が決まっていました。その名前を踏襲している総合格闘技団体「パンクラス」は、わたしのヒマラヤ修行の弟子が代表をしている関係で、試合を見に行く機会が多いです。一定のルールの中で、身体的な強さの勝敗を決めるスポーツは、ボクシング、相撲、レスリング、柔道、空手など、世界中にいろいろあります。やんちゃな若者が街中でケンカするぐらいなら、ルールを決めて勝敗を決する方がいいです。

剣術では、示現流の東郷重位、二天一流の宮本武蔵、北辰一刀流の千葉周作など、数多くの流派があり、体術では、合気道の植芝盛平、講道館柔道の嘉納治五郎、極真空手の大山倍達など、やはり多くの開祖、宗祖がいます。

ここで面白いのは、達人の域に至り、自分の流派や○○道などを開いた人は、「戦わずして勝つ」という中国古代の兵法書『孫子』の言葉を口にするようになります。剣豪・塚原卜伝は「戦わずして勝つ、これが無手勝流だ」と言っています。達人の域に達すると、なぜか試合や戦いではなく、瞑想的な考え方をするようになるのです。合気道の創始者・植芝盛平の以下の言葉は参考になると思います。

「絶対不敗これ即ち何人とも争わざること成り」「何ものかを敵とし、何ものかと争う心はすでに宇宙の心ではないのである」「合氣とは、敵と闘い、敵を破る術ではない。世界を和合させ、人類を一家たらしめる道である」

このように、古今の剣豪や武術家の多くは、敵や相手を倒すために稽古をし、腕を磨いて自分が最強だという境地に至ったのち、戦わない方向にシフトするのです。最後は戦うより、自分自身を見つめて、心静かに瞑想をすることになるのです。

ヨーガを長年実践してきたわたしからすると、失礼ながら「それなら最初から瞑想したほうがいいのでは」と思ってしまいます。ヨーガの聖典『ヨーガスートラ』は、まず最初に「殺生をしない、暴力を振るわない」という禁止事項からスタートします。そして呼吸をコントロールし、心をコントロールし、瞑想を深めて、マハーサマーディ（偉大な悟り）へ至るのです。

一人の人が、ケンカせず戦わず、心静かに瞑想をすることで、戦争のない世界が近づいてくるのです。古来、戦争のない時代はなかったし、これからも戦争は続きそうですが、少なくとも「瞑想をする人」がひとりでも増えれば、戦争のない時代が来る可能性が生じるのです。

世界中の人が瞑想に親しんで、奥義を得る人が増えれば、戦争のない平和な世界が訪れることも可能だと思います。そんな夢のようなことを念じつつ、わたしは静かに瞑想をします。

２０２４年1月

成瀬雅春

**著者 ◎ 成瀬雅春**（なるせ　まさはる）

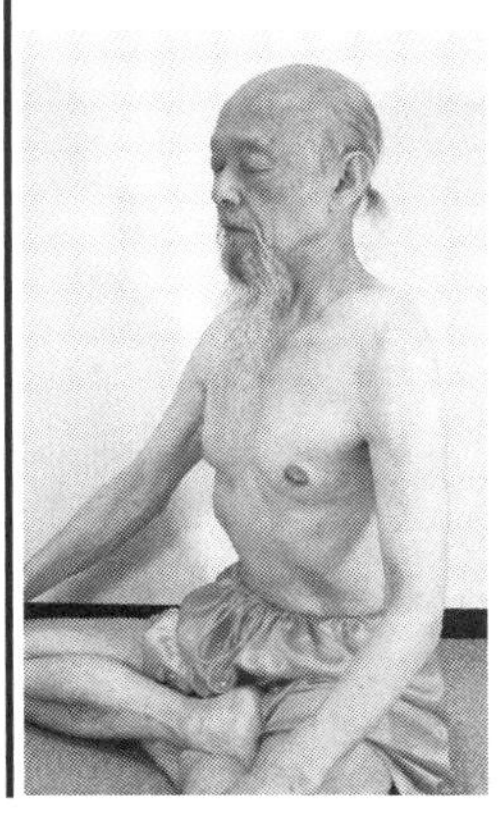

ヨーガ行者、ヨーガ指導者。1976年からヨーガ指導を始め1977年2月の初渡印以来、インドを中心にアジア圏を数十回訪れている。地上1メートルを超える空中浮揚やクンダリニー覚醒技法、ルンゴム（空中歩行）、系観瞑想法などを独学で体得。2001年、全インド密教協会からヨーギーラージ（ヨーガ行者の王）の称号を授与される。2011年6月、12年のヒマラヤ修行を終える。
成瀬ヨーガグループ主宰。倍音声明協会会長。日本速歩協会会長。朝日カルチャーセンター講師。
主な著書に『シャンバラからの伝言』（中央アート出版社）、『ハタ・ヨーガ完全版』『クンダリニー・ヨーガ』『意識ヨーガ』『クンダリニー覚醒』『速歩のススメ』（以上、BABジャパン）など多数。

**【成瀬ヨーガグループ】**
〒141-0022 東京都品川区東五反田２丁目４－５ 藤ビル5F
E-mail：akasha@naruse-yoga.com
HP：https://naruse-yoga.com/

装幀：谷中 英之
本文：中島 啓子

# ヨーガ奥義書 身体、呼吸、瞑想、そして人間の究極…

2024年2月29日　初版第1刷発行

著　　者　成瀬 雅春
発 行 者　東口 敏郎
発 行 所　株式会社ＢＡＢジャパン
〒151-0073 東京都渋谷区笹塚1-30-11 ４・５F
TEL　03-3469-0135　　FAX　03-3469-0162
URL　http://www.bab.co.jp/
E-mail　shop@bab.co.jp
郵便振替 00140-7-116767
印刷・製本　中央精版印刷株式会社

ISBN978-4-8142-0605-6　C2077